药物临床试验机构管理实践

总主编　蒋　萌
副总主编　王慧萍　刘　芳　张　坤

下册
临床试验设计规范与机构建设

主　编　刘　芳　张　军
副主编　邹　冲　殷俊刚　王慧萍

科学出版社
北　京

内 容 简 介

本书名为《药物临床试验机构管理实践》，分为上、下两册；上册为临床试验机构管理制度与 SOP；下册为临床试验设计规范与机构建设。上册共三章，内容包括药物临床试验管理制度/岗位职责、药物临床试验应急预案、药物临床试验标准操作规程；下册共五章，内容包括药物临床试验文件设计、药物临床试验机构质量管理、伦理审查认证及评估、药物临床试验实验室认可、药物临床试验机构信息化管理。本书所推荐的模板仅为药物临床试验机构制订管理制度和岗位职责、标准操作规程、设计规范等文件提供参考，针对机构质量管理、认证评估、信息化管理等管理需求，本书介绍了一些实用的内容。

本书可供药物临床试验机构管理人员、临床研究人员、临床医生、伦理委员会成员、制药企业、合同研究组织等相关人员参考使用，也可供医学院、药学院研究生、科研人员查阅。

图书在版编目（CIP）数据

药物临床试验机构管理实践·下册，临床试验设计规范与机构建设/蒋萌主编；刘芳，张军分册主编. —北京：科学出版社，2018.2

ISBN 978-7-03-056475-7

Ⅰ. ①药… Ⅱ. ①蒋… ②刘… ③张… Ⅲ. ①临床药学–药效试验–医药卫生组织机构–管理–研究 Ⅳ. ①R969.4

中国版本图书馆 CIP 数据核字(2018)第 019996 号

责任编辑：戚东桂 / 责任校对：张小霞
责任印制：赵 博 / 封面设计：陈 敬

科学出版社 出版
北京东黄城根北街 16 号
邮政编码：100717
http://www.sciencep.com
北京中科印刷有限公司印刷
科学出版社发行 各地新华书店经销
*
2018 年 2 月第 一 版 开本：787×1092 1/16
2025 年 1 月第八次印刷 印张：10 3/4
字数：243 000
定价：48.00 元
（如有印装质量问题，我社负责调换）

《药物临床试验机构管理实践》编委会

总 主 编　蒋　萌
副总主编　王慧萍　刘　芳　张　坤

上　册

主　编　王慧萍
副主编　翟紫红　谢　波　贺　晴

下　册

主　编　刘　芳　张　军
副主编　邹　冲　殷俊刚　王慧萍

编　委　（按姓氏汉语拼音排序）
陈　红　陈　莹　高维敏　贺　晴　蒋　萌　厉伟兰
刘　芳　刘必成　史伟斌　王　卯　王慧萍　王晓骁
吴　静　谢　波　杨　玥　殷俊刚　于　茜　翟紫红
张　军　张　坤　张　磊　张莉莉　周　人　朱玉先
庄冬云　邹　冲

前　言

药物临床试验是新药研发过程中非常重要的环节。保证药物临床试验设计科学严谨，实施过程合法合规，研究结果真实可信，受试者权益得到充分保障是政府医药监管部门、临床试验机构、研究者、医药研发企业和合同研究组织等共同追求的目标。其中，药物临床试验机构管理工作对保证药物临床试验质量有举足轻重的作用。编者长期从事机构的管理工作，熟悉机构管理工作中的各个环节，对此有深切的体会和经验。我们愿意将自己多年的管理经验和同行进行交流，如果能够为提高机构药物临床试验管理水平、保证药物临床试验质量、造福广大患者贡献绵薄之力，我们将感到十分欣慰。

本书名称为《药物临床试验机构管理实践》，分为上、下两册；上册为临床试验机构管理制度与 SOP；下册为临床试验设计规范与机构建设。本书按照“坚持实用，注重操作，紧跟形势，瞄准前沿”的编写原则，根据党中央、国务院提出的关于药物临床试验监管方面的文件精神，结合国家食品药品监督管理总局近期发布的关于药物临床试验质量管理、数据核查等方面一系列的文件要求，对目前药物临床试验管理及实施存在的问题进行剖析，并提出如何解决问题的相关建议。

本书依据 ICH GCP、WHO GCP 及 CFDA GCP 对药物临床试验过程中涉及的临床试验方案和相关文件设计，以及对试验药物管理、数据管理和试验资料保存等方面的有关技术要求，在阐述管理制度和人员职责、标准操作规程、设计规范的制订原则和要点的同时附上各类文件的设计模板，以加深读者对药物临床试验的感性认识，同时对撰写此类文件提供一些工具。本书所推荐的模板仅为药物临床试验机构制订管理制度和岗位职责、标准操作规程、设计规范等文件提供参考，各机构应根据具体情况制订适合自身建设管理的相关文件。

本书根据编者在申请并通过国际伦理认证（AAHRPP、FERCAP）、实验室 17025 认证过程中积累的经验，为大家提供了 AAHRPP、FERCAP 认证体系和药物临床试验实验室认可的申请流程及现场检查要求。期望通过机构相关资格认证工作提升药物临床试验管理及实施的质量，实现临床研究能力与国际接轨。越来越多的机构已经采用现代信息化技术进行管理和开展临床试验，本书对此也进行了简要介绍，期望对各位读者能有所启发。

本书编者均为长期从事药物临床试验项目管理、临床评价方法学研究等方面的人员，多年来承担了大量的药物临床试验项目的设计和管理，有丰富的专业经验。尽管如此，鉴于自身认识局限，书中难免存有疏漏之处，对此，恳请广大读者予以批评指正。

编　者

2017 年 12 月

目　录

第一章　药物临床试验文件设计

第一节　Ⅱ～Ⅳ期临床试验方案

临床试验方案是伦理审查、临床试验实施的核心文件，是评价药物有效性、安全性及临床监查、稽查、现场核查的重要依据。

一、设计原则

1. 依据《药物临床试验质量管理规范》（GCP）、《药品注册管理办法》、国家食品药品监督管理总局（CFDA）相关指导原则和药物临床试验批件要求，以及试验药物的药学、药效学、药代动力学、毒理学等临床前研究资料，国内外相关文献资料，前期临床试验结果设计。

2. 根据临床试验分期、试验目的、药物特性、目标疾病的不同，采取不同的试验设计。

二、主要内容

临床试验方案要标明方案编号、版本号/版本日期，主要内容一般包括医学设计、统计设计、伦理设计、管理设计等方面。

（1）医学设计：包括疾病诊断标准，纳入、排除标准，治疗方案，观察指标，疗效评价标准，安全性评价标准等。

（2）统计设计：包括随机、盲法、对照、重复，假设检验，数据管理，统计分析方法等。

（3）伦理设计：包括知情同意，伦理委员会审查，风险与受益。

（4）管理设计：包括各方职责，多中心协调，研究者培训，药品管理，依从性，质量控制与保证（监查、稽查、检查），研究进度等。

三、设计要点

（一）试验背景

1. 临床试验的理论及政策依据，包括 CFDA 批文、法规文件、相关指导原则等。

2. 试验药物研制概况及试验药物的药学背景，包括药物的成分、结构或组方、制备工艺、中药各组分及生药含量等。

3. 临床前研究中有临床意义的发现，包括临床前研究的适应证、药理（包括药效学、药代动力学）和毒理实验的结果。依据药效实验结果，推算临床使用剂量；依据急性毒性、长期毒理实验结果设计不良反应观察指标。

4. 同类药物或者相近药物的研究情况，国内外试验药物治疗疾病的临床研究进展（诊断标准，观察指标），该药物有关的前期临床试验结果，特别是适应证、效应指标和可能出现的副作用等。

5. 关于试验可能的风险及获益分析等。

（二）试验目的

试验目的是否明确是试验设计成败的关键环节，其决定着试验类型、受试者选择、给药方法、合并用药、分析指标等内容的确定，也决定数据收集和管理、统计分析方法的确定，试验目的应根据药物的特点、临床定位、疾病自身特征、临床试验阶段等进行设定。

1. Ⅱ期临床试验　探索性试验。对试验药物的目标适应证、剂量效应、治疗方案等进行探索，初步评价药物的有效性和安全性，为Ⅲ期临床试验研究设计和给药方案的确定提供依据。

2. Ⅲ期临床试验　确证性试验。根据Ⅱ期临床试验的结果，进一步验证药物对目标适应证的治疗效果和安全性，为药物注册申请提供充分依据。

3. Ⅳ期临床试验　新药上市后应用研究阶段。其目的是考察在广泛使用条件下的药物疗效和不良反应，评价在普通或者特殊人群中使用的利益与风险关系及改进给药剂量等。

撰写时应避免笼统地表述为评价药物的有效性和安全性，应具体说明试验的受试因素（药物）、受试对象（目标人群）、研究效应（指标），以及设计方法，是探索性还是确证性临床试验；应明确本试验需要回答的主要问题，一般一个试验确定一个主要目的，根据需要可以确定次要目的。

不同的试验目的，试验设计完全不同，包括纳入、排除人群，用药方案、对照药的选择、疗程、剂量、观察时点、疗效评价标准等方面均不相同。例如，溃疡性结肠炎，活动期的治疗目标在于尽快控制炎症、缓解症状和防止并发症；而缓解期治疗目标在于维持治疗效应、预防复发和提高患者的生活质量。

例：一项中药治疗感冒的临床试验方案中试验目的的撰写。

试验目的：对××药治疗普通感冒的有效性和安全性进行进一步评价。

目的1：评价治疗普通感冒的疗效。

目的2：评价治疗感冒风热证的疗效。

目的3：评价该药的安全性。

由于该试验方案的目的没有明确的试验药物的定位，将导致方案的很多环节难以设计，如纳入标准中受试者的病程如何确定？有抗病毒作用的试验药物和只是改善感冒症状的试验药物甚或仅仅是有点退热作用的试验药物，其纳入标准中对病程的规定将很不一样。因此，仅仅笼统表述试验目的是对疗效和安全性的评价，试验方案设计就难以做到精准严谨。

（三）试验设计

药物临床试验设计应遵循随机、对照、重复原则，需明确设计类型（平行组设计、交叉设计、析因设计、成组序贯设计等）、随机化分组方法（完全随机化分组、分层随机化分组、配对随机化分组等）、盲法的形式（单盲、双盲等）、多中心还是单一中心试验。

1. 设计类型

（1）平行组设计：这是临床试验常用的设计方法，将受试者随机地分配到试验各组，如安慰剂对照组与试验组、阳性药对照组与试验组、三臂试验（安慰剂组、阳性药组、试验药组）或平行剂量-反应研究（零剂量组、低剂量组、中剂量组、高剂量组）等。

（2）交叉设计：一种特殊的自身对照设计，将每个受试者随机分配到两个或多个不同试验阶段分别接受指定的处理（试验药或对照药）。每个试验阶段需有足够的洗脱期，以消除上一治疗阶段的延滞效应对后一阶段试验的影响，并保证每个阶段的基线具有可比性。这种设计可节省受试者例数，适用于控制病情的药物，但由于周期较长易引起脱落，且需交叉重复给药，一般不适用于自限性疾病、进行性疾病或有望治愈的疾病。

（3）析因设计：是一种多因素的交叉分组设计，既可分析因素的单独效应，又可分析其交互效应。临床试验中，评价联合用药效应时，通过试验用药物及剂量的不同组合，对两个或多个试验用药物同时进行评价，不仅可检验每个试验用药物各剂量间的差异，而且可以检验各试验用药物间是否存在交互作用，或探索两种药物不同剂量的最佳组合，分析药物间的协同或拮抗作用。采用此设计时注意处理因素不超过 4 个，且各因素包括的水平数也不宜过多，否则，所需样本数量太多。

（4）成组序贯设计：将整个试验分成若干个连贯的分析段，每个分析段受试者数相等，且试验组与对照组的受试者数比例与总样本中的比例相同。每完成一个分析段，即对主要变量（包括有效性和安全性）进行分析，一旦可以做出结论（差异有统计学意义或为无效结论）即停止试验，否则继续进行。临床试验中一般不推荐采用本法，仅用于试验药与对照药疗效相差较大、病例稀少且疗程较长或试验药物预期不良反应发生率较高时。

（5）加载设计：在现有标准治疗的基础上，给予试验药物或安慰剂的设计方法。这种设计一般基于伦理学原则，不宜中断受试者已接受的标准治疗，当仅采用安慰剂对照难以实施或试验药必须采用联合用药等情况下可采用本设计方法。设计时应注意基础或标准治疗的标准化和一致性，加载设计取得的是联合的效果，评价时要恰如其分。其缺陷是由于标准治疗的“天花板”效应可能导致疗效不易显现，或干预因素较多不易分析产生不良反应的因果关系等。

2. 假设检验　一般设定为优效性检验，或非劣效性检验，或等效性检验。假设检验的选择须考虑试验的目的、对照药的选择，因其决定着样本含量估计、无效假设和备选假设确定、统计学分析和结论推断等。重要的是非劣效性/等效性界值的确定，应在方案中明确，由临床研究者和统计人员共同商定，一旦确定不得随意更改。

3. 病例数　各期临床试验的病例数首先要满足法规的最低要求，同时还要符合统计学要求，具体设计时要根据临床试验的目的、设计类型、主要指标的性质（定量或定性指标）、临床认为有意义的差值 δ、主要指标的数量、试验组与对照组的样本分配比例、统计方法（检验统计量、检验假设、II 型错误概率等），同时考虑脱落率，还要根据安全性评价对暴露量的要求，对样本含量做出估计，确定总的例数、试验组和对照组例数及每一试验中心分配例数。例数估算时，通常取 α=0.05，β=0.20，即按照 α 水准（假阳性率）有 80%的把握发现差别。

III期临床试验通常基于II期临床试验有效性结果进行样本量的估算，不得事后根据试验结果反推样本量。

4. 随机　随机化用来消除设计中存在的一切未知的系统偏差，也为存在于分析中的假设提供基础。随机可以使参加临床试验的每一个受试者都有相同机会进入试验组或对照组，以减少偏因干扰，避免分配误差，保证组间均衡。

随机需符合下列原则：研究者和受试者不能事先知道受试者进入哪一组别，且不能从已经纳入的组别推测下一个受试者将可能进入哪一组，常与盲法一起实施。随机方案需要有重现性；盲法试验要保留盲法操作过程文件的记录，并在总结报告中说明。

临床试验常用的随机方法主要为区组随机、分层随机、分层区组随机、动态随机等。①分层因素根据试验目的和影响试验结果的因素确定，如试验中心、疾病亚型、年龄、病情等，多中心临床试验常采用中心分层，各中心内进行区组随机化，分层有助于层内均衡性，区组随机有助于试验中各组的均衡。②动态随机化，能有效地保证各试验组间例数和非处理因素接近一致，每例受试者分配到各组的概率不变。通常有两种形式，一是固定药物编码，经过编码后的药品若已达到处理的随机分配要求，不得随意变动，否则会破坏随机化效果，这种方法便于管理，可溯源性好且简单易行，但易造成药物浪费；二是动态药物编盲，由于临床试验过程中不可预测的因素影响，如受试者纳入进度缓慢、受试者中途退出等情况，对一些疗程长且访视间隔时间较长的试验，可以采用动态药物编盲以节约成本。

5. 对照　设立对照组的主要目的是证明受试者治疗前后的变化（如体征、症状、检测指标的改变及死亡、复发、不良反应等）是由于试验药物作用，而不是其他因素（如病情的自然发展过程或者受试者机体内环境的变化）引起的。对照的设置常采用安慰剂或阴性药物对照，剂量研究中则采用剂量-效应对照，也可交叉对照。

（1）阳性对照：遵循公认有效、安全、同类可比原则，其有效性应经过随机、盲法、对照试验证明优于安慰剂，方案中应说明对照药物的选择理由，包括对照药的剂型、给药途径，与试验药在结构、药理作用、作用机制是否相同或近似，说明书中的用法用量等，中药还应说明其适应证候的相似处。

（2）安慰剂对照：采用优效性检验，能够评价试验药物的绝对效应，使用安慰剂对照应符合伦理考量。选择的基本原则是目前暂无标准治疗，或标准治疗缺乏疗效，或目标适应证有安慰剂效应，或疾病程度较轻，或目前的治疗措施对发病率、死亡率或生存率不产生影响，且短期安慰剂不改变疾病的长期预后等。

（3）剂量对照：目的是建立剂量-效应、剂量-不良反应之间的关系，探索最佳有效剂量，可伴或不伴安慰剂对照，如果用安慰剂对照且某剂量组与安慰剂组效应差异有统计学意义，则提示药物存在量效关系。一般为短期试验，至少3个剂量组。

6. 盲法　临床试验根据设盲的程度分为双盲、单盲。如条件许可，应采用双盲试验，尤其在试验的主要变量易受主观因素干扰时，更应采用双盲设计方法。如果评价指标为主观评价指标，且在万不得已的情况下，必须采用单盲法或非盲法设计试验，可采用第三方评价的方法，并制订相应质量控制的措施，尽量减少偏倚。

（四）受试者选择和退出

根据临床试验目的来选择受试者，II期临床试验是在小范围的精选人群中进行的相对短期的探索试验，患者人群范围相对较窄（纳入/排除标准一般规定得比较严格），样本的代表性和大小都有较大的局限性；III期临床试验为确证性试验，受试人群范围应扩大，确证的目的应更明确；Ⅳ期是在广泛使用条件下进一步评价药物的安全性及其疗效。

对受试者选择的考虑，首先是选择什么样的人群参加试验，其次是考虑受试者是否能够完成临床试验，包括什么情况下受试者可能自行退出，什么情况下研究者要决定中止受试者继续参加试验，还要考虑受试病例是否能够纳入统计的选择。因此受试者的选择应包括疾病诊断标准、纳入/排除标准、退出标准、剔除标准、中止试验标准的设计。

1. 诊断标准　制订目标适应证的诊断标准应结合学科进展，采用最新公认的诊断标准，包括疾病的不同分型、分期、分度、分级、严重程度等均应详细说明。

中药临床试验还应列出中医证候辨证标准。根据试验药物的处方组成、药效学实验结果、临床预试验或临床经验，并参照行业、学会或教科书中医证候诊断标准制订。中药适应证候设计包括选择试验药物的效应指标与证候属性指标；以试验药物对疾病症状的主要效应指标为主症；效应指标可予以量化分级，证候属性指标可以不用量化，如舌象、脉象。疗效评价应注重主要效应指标的变化，证候属性指标一般作为中医证候辨证的依据，不建议作为疗效评价的指标，以避免对主要效应指标评价的干扰。

2. 纳入/排除标准　应根据试验目的设计纳入/排除标准，如试验药物定位于缓解急性期症状，纳入病例应为急性发作患者，对病程的规定应周密考虑；反之，若定位于疾病恢复期的整体状况改善，纳入病例则为疾病恢复期患者，此时纳入/排除标准中病程规定可能就比较长，基线的设定应更详细。

纳入/排除标准的内容是相辅相成的，哪些作为纳入标准表述，哪些作为排除标准表述，并没有明确规定，要注意两者描述时不要重复赘述。一般情况下，纳入标准的表述包括符合疾病的诊断标准（如西医、中医证候），对入选患者的病程、病情、分型等要求，疾病流行病学情况（如年龄、性别等），知情同意等。排除标准一般主要考虑和试验适应证具有相似临床表现的其他疾病的鉴别诊断、病情程度或并发疾病超出试验用药疗效范围的其他疾病；重危患者（除非试验目的需要），如合并心血管、脑血管、肝、肾和造血系统等严重原发性疾病；药物禁忌证；特殊人群包括妊娠期、哺乳期妇女；病史方面的考虑包括基础疾病的病史、用药史、酒精药物滥用史、过敏体质等；影响试验质量的因素包括正在参加其他药物临床试验的受试者、依从性差，研究者认为不适宜参加临床试验者及其他特殊情况等。

3. 退出试验标准　经随机化后的受试者，因故（研究者决定、受试者自行退出）未完成临床试验，应尽量追踪，记录退出原因，方案中应规定对其疗效及安全性如何处理，以及其纳入何种分析数据集。

（1）研究者决定退出：临床试验过程中，受试者病情未达到某种程度的改善或病情加重，或出现影响试验观察的合并症或并发症，或发生严重不良事件，或受试者依从性差（违背方案，如受试药物的使用不足或超出、合并使用方案规定禁止使用的药物等），导致难以评价药物效应的情况；泄盲或紧急破盲的情况。

（2）受试者自行退出：无论何种原因，患者不愿意或不能继续进行临床试验，向研究者提出退出试验要求，或受试者虽未明确提出退出试验，但不再接受用药及相关访视而失访者。

4. 中止试验标准 在临床试验进行中由于种种原因导致整个试验全面停止。一般考虑的因素有：①发现严重安全性问题；②有证据证明疗效差，没有继续进行试验的必要；③设计方案中有重大缺陷，影响安全性和疗效的评价；④申办方经费或管理原因；⑤行政主管部门管理的原因等均可能作为中途停止全部试验的原因。

全面中止试验可以是暂时的，也可以是永久的。中止试验时，全部试验记录应予保留备查。

5. 剔除病例标准 是指试验临床观察结束后，观察病例是否纳入统计及纳入何种数据集的判断指标。一般考虑的因素为：①受试者被误纳入，如不符合纳入标准或符合排除标准中的任一项；②随机化后未曾用药，或无任何记录；③违背方案使用了禁用药物或依从性太差难以评价试验药物的安全性和有效性等。剔除病例的判断需在盲态审核时由数据管理人员、统计人员及研究者共同讨论确定，并考虑列入相应数据分析集。对于因合并用药或依从性等因素考虑剔除时需要慎重判断。

（五）治疗方案

受试者同时也是患者，因此设计治疗方案，应从医疗和研究两个角度去周密设计，切忌因偏重试验药物的科学性评价而忽视对受试者完整的医疗方案的考虑。治疗方案应根据适应证、相关疾病诊疗指南及伦理原则进行考虑，主要包括给药剂量、给药间隔时间、疗程、合并用药、注意事项等内容。

1. 基础治疗 对是否需要卧床休息、活动量、饮食饮水的规定、护理（包括测量生命体征和出入量）、基础治疗方案等做出规定。

例：一项评价某试验药物治疗原发性痛风的安慰剂对照临床试验中的基础治疗设计。

（1）卧床休息，抬高患肢，避免过度劳累、紧张、受冷、受湿及关节损伤等诱发因素。

（2）食谱：低嘌呤饮食，禁止饮酒、肉汤、动物内脏、骨髓、海味、蛤蟹、鱼虾、肉类。建议米饭、蔬菜、水果、牛奶、鸡蛋，避免饱餐，避免大量进食黄豆类、面粉类食物。

（3）饮足够的水，保持每日尿量在2000ml左右。

（4）其他治疗：如碱化尿液等治疗。

2. 对照药物的治疗 根据使用说明书明确阳性对照药物使用规定。

3. 试验药物的治疗

（1）给药剂量：Ⅱ期临床试验可进行剂量探索，根据Ⅰ期临床试验结果或既往临床经验和文献资料，以及药理实验量效研究的结论，在安全、有效剂量范围内初步确定适宜的临床给药剂量，如果已有Ⅰ期临床试验结果，则应注意最大剂量应低于Ⅰ期耐受性临床试验的最高剂量。

（2）给药间隔时间：一般根据人体药代动力学试验结果确定，在不能测定血药浓度的情况下，可参考药理和毒理试验结果、临床经验、病情缓急、药物特点等因素决定。

（3）给药途径：按照试验药物注册申请的给药途径确定，不能变更。

（4）疗程：应根据试验目的、药物作用特点、疾病发展变化规律、效应指标的起效时间、疗效最佳时间等因素确定，尤其应注意自愈性疾病的自然病程因素。可在Ⅱ期临床试验时进行探索。例如，治疗感冒的试验药物如果有抗病毒作用则疗程可以适当长一些，如果仅仅是对感冒的发热症状有改善作用，则疗程可能就不宜太长，一般设计 48 小时左右，以避免疾病自然病程的转归带来的对疗效评价的干扰。

4. 导入期　其设计的目的是消除受试者已经服用药物的干扰作用和（或）稳定基线。导入期通常应停用原来使用的药物，一般可采用安慰剂导入，以排除易受安慰剂影响及依从性差的受试者，有些情况需在一定时间内对某些检测指标进行控制或干预相应时间后决定其是否满足纳入标准的要求；若病情不允许停用原有药物，可固定其药物和剂量，待病情稳定后开始试验。导入期的长短取决于试验目的、适应证及已服用药物的半衰期，通常为 5 个半衰期。

5. 合并用药规定　合并用药的设计是试验方案设计中的重要环节，其设计是否合理、严谨直接影响试验结果的可靠，也影响试验是否能够顺利实施。

合并用药的设计应根据试验的目的、试验药物的作用特点及合并用药是否与试验药物具有相互作用等方面综合考虑，需要列出详细的规定，包括试验期间严禁合并的药物、在某些条件下可以合并使用的药物。对于可以合并的用药必要时应规定药物的类型性质。合并用药和前述的退出标准需要对应设计，可以保证试验的规范顺利实施。在基础治疗或标准治疗基础上加用试验药或对照药的设计中，一定要注意其用药符合指南要求，注意合并用药水平的标准化，规定允许合并用药的条件，允许使用的药物种类、剂量、方法、时间，并保持药物种类、用法用量一致，以减少不同药物间的相互作用对试验药物疗效的评价干扰。为了保护受试者的安全，方案中还应规定如果试验过程中受试者病情加重可以临时使用缓解病情的药物，如临时退热或止痛药物等，并明确按“无效”处理纳入分析数据集。

组间合并用药情况的均衡性是影响试验评价的重要因素，药物的用量或使用频率可作为评价其效应的有效指标，要说明合并用药的统计处理及纳入的数据分析集。所有合并用药均要详细记录使用原因、使用量、使用频率等。

例：一项评价某试验药物治疗原发性痛风的安慰剂对照临床试验中的退出标准和合并用药设计。

该项研究是安慰剂对照，试验药物的定位作用点为缓解疼痛，试验目的是评价试验药物对原发性痛风的止痛作用。方案根据试验目的和试验药物的作用点，在退出标准和合并用药的设计上做出详细的规定。

退出标准：如服药 48 小时后，病情加重或疼痛不能缓解，受试者难以忍受，根据研究者判断可退出临床试验。受试者接受常规医疗处理，该病例按疗效无效处理，进入符合方案集分析（PPS）。

合并用药：服药 2 小时之内，禁止合并能缓解疼痛的中西药物，包括×××、××××等类型的药物。如果 2 小时后疼痛不能缓解，受试者可以自行服用由申办者统一免费提供的×××药物。

以上通过退出标准和合并用药的设计，使这项安慰剂对照的临床试验能够顺利进行并使组间均衡得到较好的保证。

（六）观察项目

1. 基线　基线指标包括人口统计学指标、生命体征、体格检查等，同时应详细记录既往病史、治疗史、疾病诊断及鉴别诊断依据、伴随疾病、合并治疗、主要疗效指标和安全性指标等。为了评价组间的均衡性，基线应在随机化时或之前方案规定的时间内取得数据。

2. 疗效指标　应反映试验药物的作用靶点和治疗特点，针对试验的主要目的，选择适合的评估方法，恰当使用替代指标，使用问卷量表需要公认。

（1）结局指标：能够反映疾病临床终点（如死亡、功能障碍）和重要的临床事件（如心血管事件、骨折的发生等），以及反映受试者主观感觉、功能变化特征的指标等，能直接评价药物的疗效，是评价试验药物疗效的最准确的指标。但由于结局指标一般观察周期长、样本量大、研究成本高，尤其是慢性疾病的结局指标往往需要追踪很长的时间，难以实施。

（2）替代指标：能够替代临床结局指标、反映和预测临床结局指标变化，指标的选择要特别慎重，应该有流行病学、治疗学、病理生理学或循证医学证据，如疾病相关症状与体征、相关的理化检查指标等。

（3）其他指标：如复合指标。如果从与试验主要目的有关的多个指标中难以确定单一的主要指标时，可按预先确定的计算方法，将多个指标组合起来构成一个复合指标，如中医证候观察指标、综合评价指标，通常是等级分类指标，判定时往往带有一定的主观成分。

叠加试验设计中，除了主要疗效的观察指标评价外，还需要联合用药物的耗用量或使用频率，并且应该作为评价效应的有效指标之一。

（4）主要指标和次要指标：在Ⅲ期临床试验方案中要明确主要指标和次要指标。主要指标选择能够为临床试验目的、目标适应证、临床定位提供可信证据，应易于量化、客观性强，且在相关研究领域已有公认，选择数量不宜多，检验的假设及判断均以主要指标为准，一般选择 1 个。例如，治疗消化性溃疡，选择胃镜检查结果。次要指标是与试验目的相关的支持指标，也可以是与次要目的有关的指标，可以选择多个，可以为疗效确证提供支持。

（5）疗效指标的观测时点及时间窗：观测时点包括基线点、中间访视点、试验终点、随访终点。应根据试验目的、疾病性质、效应指标性质、疗程做出不同的规定。例如，自限性疾病的效应指标试验终点访视点不宜超过疾病自然缓解的病程。效应评价指标的性质的考虑，如退热的效应指标访视点应在服药后 2 小时之内密集观察，尤其需要观察起效时间，2～8 小时可以逐步拉长观察时点，12 小时后的观察时点对于疗效评价来说，临床意义已经相对较小。疾病终点、重要临床事件发生等结局指标的最终访视点应足够长。

时间窗是指临床实际观测时点与方案规定观测时点之间允许的时间变化范围，时间窗应根据访视时间间隔长短合理确定。

3. 安全性观察指标

（1）观察指标：包括与安全性判断相关的症状体征、实验室理化检查数据，不良事件/不良反应类型、程度、发生率。某些已知联合用药不良反应在试验中出现的频率或严重程度的改变，也可用来评价药物的安全性。具体指标可参见 CFDA 颁布的相关指导原则。

（2）观测时点：需要根据疗程的长短决定。除了基线和终点访视点是必须观察的时点外，中间访视点安全性指标观察应具体根据疗程、对试验药物预期不良反应的评估等设计。一般情况下常规安全性指标检测间隔时间一般不应大于 1 个月。6 个月疗程的药物，常规安全性指标检测间隔时间一般不应大于 3 个月。

4. 随访　是指疗程结束后对受试者的继续跟踪访问。随访的目的主要有疗效跟踪和安全性跟踪。疗效跟踪包括远期疗效、疗效的稳定性、复发率、生存率及生存时间等，安全性跟踪包括迟发或蓄积的不良反应等，应根据试验目的、疾病的性质等制订。随访可以全部或选取部分病例进行。

实验室检测指标异常值的复查和随访：预先设定实验室检测指标异常值的复查和随访的界值，追踪随访应持续到实验室检测指标恢复正常或稳定，一般情况下稳定是指三次检查的指标值在一定的范围内波动。

（七）疗效与安全性评定标准

1. 综合疗效评定标准　可以采用国际、国内普遍接受的标准，或权威性机构颁布、全国性专业学会和一些权威性著作标准。也可以根据临床试验的具体情况由专家讨论确定，如根据中医症状体征积分计算综合疗效指数的方法为中医综合疗效指数=（治疗前主症积分−治疗后主症积分）÷治疗前主症积分。综合疗效的分级方法较多，常常采用痊愈（或临床痊愈、临床控制、缓解等）、显效、进步、无效等分类法。对于级别的确定标准，方案中应明确规定。

2. 效应指标的疗效判断　根据相应的疗效观察指标和统计结果做出评定。

3. 不良事件轻重程度判断标准　目前一般采用的判断方法为以下几种。

（1）轻度：受试者可忍受，不影响治疗，不需要特别处理，对受试者康复无影响。

（2）中度：受试者难以忍受，需要撤药中止试验或做特殊处理，对受试者康复有直接影响。

（3）重度：危及受试者生命，致死或致残，需立即撤药或做紧急处理。

（八）不良事件

描述临床前资料及相关文献提示试验用药预期不良反应，要明确不良事件和严重不良事件的定义、标准化术语、观察与记录、处理措施、随访的方式、时间和转归，不良事件与药物因果关系判断标准，以及破盲规定等。

（1）不良反应（adverse drug reaction，ADR）：在按规定剂量正常应用药品的过程中产生的有害而非所期望的、与药品应用有因果关系的反应。

（2）不良事件（adverse event，AE）：患者或临床试验受试者接受一种药物后出现的不良医学事件，但并不一定与治疗有因果关系。

（3）严重不良事件（serious adverse event，SAE）：临床试验过程中发生的需住院治疗、延长住院时间、伤残、影响工作能力、危及生命或死亡、导致先天畸形等事件。

（4）重要不良事件（significant adverse event，SDE）：在用药过程中发生的不良事件和血液学或其他实验室检查明显异常，必须采取针对性的医疗措施（停药、退出、调整剂量和对症治疗）。

（5）非预期的不良事件：指所发生的不良事件，在其前所有同类药物的临床试验中均未曾报道，即首次被发现的不良事件。

（6）可疑相关非预期严重不良反应（suspected unexpected serious adverse reaction，SUSAR）：在临床试验过程中观察到的与试验药物（受试药物或对照药）相关的、通常不发生（意外发生）的药物严重不良反应。

方案中应明确什么情况应报告AE，如理化检查值异常超出的范围、试验过程中病情加重或“缺乏疗效”是否需要报告等，便于研究者遵循，还应明确出现异常值的复查、随访要求。

（九）数据管理及统计分析

1. 数据管理及数据可溯源性规定　阐明数据的记录与报告；数据库的建立、数据录入和审核、数据的清理、数据库的锁定等内容。

2. 统计分析　列出样本量估算的依据、分析数据集的定义、具体的统计方法，包括病例入组分析、人口学资料及基线分析、疗效分析、安全性分析。明确统计检验的单双侧性、统计学意义的显著性水平、不同性质资料的统计性描述和假设检验方法等。

（十）质量控制

对可能影响临床试验质量的因素应预先考虑，如研究评价的一致性、实验室检测指标的一致性等，并规定相应的质量控制措施，如尽量采用公认的量表并对研究者进行培训和一致性检测；采用中心实验室检测并建立相应的标准操作规程（SOP）；确定仪器设备的测量误差规范等。

模板 1.1　Ⅱ～Ⅳ期临床试验方案设计推荐模板

新药研究批件：××

××期临床试验方案

××药治疗××病随机、××盲、××对照、多中心×期临床试验

申办者：××公司
CRO：××公司
临床试验负责单位：××医院
临床试验参加单位：××医院
××医院
××医院
统计单位：××
方案编号：××
版本号：××
版本日期：××

1. 申办者

我将根据《药物临床试验质量管理规范》规定，认真履行申办者职责。

××公司

签名：

年　　月　　日

2. CRO

我将根据《药物临床试验质量管理规范》规定，认真履行申办者职责。

××公司

签名：

年　　月　　日

3. 主要研究者

我将根据《药物临床试验质量管理规范》规定，认真履行研究者职责，遵从本方案的规定开展临床试验。

××医院

主要研究者职称：　　　　签名：

年　　月　　日

××医院

主要研究者职称：　　　　签名：

年　　月　　日

××医院

主要研究者职称：　　　　签名：

年　　月　　日

4. 生物统计专业人员

××　　　　签名：

年　　月　　日

摘　　要

题目	××药治疗××病的随机、双盲、××对照、多中心×期临床试验
试验中心	××医院，××医院，××医院，××医院
目的	评价××药治疗××病对××（主要疗效指标）的有效性及安全性评价
试验设计	分层区组随机、平行对照、双盲、多中心临床试验
受试人群	××
样本量	××例，试验组和××对照组各××例
治疗方案	试验组：××药，每日×次，每次××，口服
	对照组：×××，每日×次，每次××，口服
	疗　程：××
	随　访：××
观察指标	××
安全性指标	××
统计	××
预期试验进度	预计××完成

目 录

××药×期临床试验方案

××药治疗××病的分层区组随机、双盲、××药平行对照、多中心临床试验

一、研究背景

试验意义：疾病流行病学特征，目前主要治疗方法及优缺点，根据国家食品药品监督管理总局××号批文的要求，对××制药有限公司申报的××类新药××进行×期临床试验。

××药的结构或组成：××；作用机制：××；功能主治：××。规格：××。

临床前药效学研究结果：××。

急性毒性试验表明，该药以最大浓度为××g/ml，最大容积为××ml/20g，按××剂量给药×天，所观察的各项指标××。××小鼠口服最大给药量（MTD）为××g/kg，相当于临床拟用量的××倍。

长期毒性试验表明，××。

Ⅰ期、Ⅱ期、Ⅲ期临床试验结果（注：如果有的话）：××。

以往同类药物的临床试验结果（注：如果有的话）：××。

预期可能的受益和风险：××。

二、试验目的

主要目的：通过观察××（注：此处为主要疗效指标）及××（注：次要疗效指标）的变化情况，初步探索××治疗××病的有效性。

次要目的：通过观察××（注：次要疗效指标）的变化情况，探索××。

注：还可以对剂量效应、治疗方案等进行探索试验。

通过观察安全性理化检查指标及出现的不良事件，对其安全性做出评价。

三、试验设计类型、原则与试验步骤

（一）试验设计类型

分层区组随机、双盲、××药平行组对照、多中心临床试验设计，优效性检验。

注：可以采用其他设计方法如交叉设计、析因设计、成组序贯设计、加载设计等。

（二）试验设计原则

1. 病例数　根据以往资料和实验结果等，通过××计算，考虑不超过20%的退出率，设定总样本量为××例，按1∶1对照，试验组和对照组各××例数，每一试验中心分配××例。

注：应描述计算样本量的统计参数和依据。

2. 随机　采用中心分层、区组随机化方法。借助××统计分析系统产生××例受试者所接受处理（试验药和对照药）的随机安排，即列出流水号为001～×××所对应的治疗分配（编码药物）。

由×家医院的国家药物临床试验机构协同完成本试验。各中心按××排序：××医院，××医院，××医院，××医院。

注：可采用其他的随机方法如中心随机等。

3. 对照　采用安慰剂（或阳性对照）对照。理由：××。

4. 盲法　采用双盲法设计，第一级为各病例号所对应的组别（如A组和B组），第二级为两组所对应的处理（试验组和对照组）。随机编码表由统计单位建立，两级盲底分别单独密封，各一式两份，分别存放于药物临床试验机构和申办者处。试验用药由申办者生产、包装、提供。

（1）紧急破盲：每一编码的试验用药均有对应的应急信件，应急信件内装有该编码药物属何种类的纸条，以便发生紧急情况下破盲用。破盲的条件：××。

（2）一级揭盲：统计分析前进行，由盲底保存人员确定每位受试者的用药编码属于A组、B组中的哪一组。统计分析并撰写统计报告。

（3）二级揭盲：总结会上宣布A组、B组对应的组别。

（三）试验步骤

附“临床试验流程图”，或根据筛选期、试验期、结束期分别列出相关试验流程。

四、病例选择

（一）诊断标准

1. ××病西医诊断标准（参照××年××标准制订）。

注：相应的分型、分期、分度、分级、严重程度标准者也应列出。

2. ××病中医证候辨证标准（注：中药新药临床试验采用）　××证（参照××年××标准制订）。

3. 症状体征量化分级标准或标准量表（如果有的话）（参照××年××制订）。

症状	量化评分	评分标准
	0分	
	2分	
	4分	
	6分	
	0分	
	1分	

（二）纳入标准

1. 符合××诊断。

2. 病程××，×级，×期，×度患者。

3. 年龄在18～65岁，性别×，婚否。

4. 知情同意，志愿受试。获得知情同意书过程应符合GCP规定。

（三）排除标准

1. ××疾病患者、××疾病患者（注：疾病鉴别诊断具有相似临床表现的其他疾病）。

2. 效应指标的基线值：××。

3. 已使用××药患者。

4. 合并心血管、神经系统、造血系统等严重原发性疾病；肾功能异常；ALT＞*N*（*N*为正常值上限）；血白细胞＜××等。

5. 月经期、妊娠期、哺乳期妇女。

6. 过敏体质，如对两种或以上药物或食物有过敏史者、已知对本药成分过敏者。

7. 正在参加其他药物临床试验的患者。

（四）受试者退出试验的条件

1. 研究者决定其退出

（1）受试者病情××（注：此处可以规定详细的退出病情程度，如发热多少度以上，以及具体时间，如24小时未能缓解或加重），或出现并发××，则医生可以根据临床判断，决定是否采用处理措施；如果采取其他处理措施，则提前中止该病例，疗效判为无效。

（2）试验过程中出现过敏反应，或严重不良事件，或病情恶化，医生根据临床判断，决定是否中止临床试验。

（3）受试者依从性差，或合并使用禁止合并的××药，难以评价试验药物的疗效。

2. 受试者自行退出

（1）无论何种原因，患者不愿意或不可能继续进行临床试验，向主管医生提出退出试验要求而中止试验者。

（2）受试者虽未明确提出退出试验，但不再接受用药及检测而失访者。

（五）病例的脱落与处理

1. 脱落的标准　经知情同意并筛选合格进入随机化试验的受试者，因故未完成本方案所规定的疗程及观察周期的，作为脱落病例。

2. 脱落病例的处理

（1）当受试者脱落后，研究者应采取登门、预约随访、电话、信件等方式，尽可能与受试者联系，询问理由、记录最后一次服药时间、完成所能完成的评估项目。

（2）因过敏或其他不良反应、治疗无效而退出试验的病例，研究者应根据受试者实际情况，采取相应的治疗措施。

（3）脱落病例均应妥善保存有关试验资料，既作为留档，也是进行全分析集统计所需。脱落患者无须另补。

（六）病例的剔除

1. 误诊。

2. 未曾使用试验用药。

3. 在随机化之后没有任何数据。

4. 试验期间违背方案使用非规定范围的治疗用药，影响药物有效性和安全性评价的病例，根据实际情况判断是否进行剔除。

5. 泄盲或紧急破盲的病例。

6. 盲态审核时，由统计人员及主要研究者讨论判断病例是否剔除。

（七）中止试验标准

1. 试验中发生严重安全性问题，研究者认为受试者安全可能受到损害时。

2. 试验中发现试验药物疗效太差甚至无效，不具备临床价值。

3. 试验中发现试验方案有重大失误，或在实施中发生了重大偏差，难以评价药物疗效和（或）安全性。

4. 申请人提出中止。

5. 药品监督管理部门要求中止。

五、治疗方案

（一）试验用药名称和规格

1. 试验用药　××，由申办者提供。规格：××。

2. 对照药品　××，由申办者提供。规格：××。申办者按双盲的要求制作。

3. 其他用药　××。

（二）试验用药包装和管理

申办者按“试验用药包装规定”对试验用药进行包装，并有专人核对，包装过程均有记录。

（三）试验用药随机编码与编盲

申办者根据“临床试验随机化方案”对试验用药进行随机编码。试验用药随机编码为受试者唯一识别码。每一编码药物配一应急信件，用于紧急破盲。监查员与研究者必须自始至终处于盲态。

（四）试验用药分配

根据试验中心随机编码和试验药物随机编码的序列，以及各中心的病例数，分配试验用药。

每个研究单位指定试验用药管理员。研究者筛选合格受试者，并经知情同意、书写研究病历后，由试验用药管理员根据受试者入组先后顺序和药物编码从小到大顺序逐例发药（若违背此项规定将破坏随机化），并登记在《临床试验用药使用记录表》中。

（五）试验用药清点

每次随访时，研究者需记录试验用药发放量、受试者服用量和归还量。

（六）治疗方法

基础治疗及其他治疗医嘱：××
试验组：××
对照组：××
疗程：××
临床试验结束后，对未痊愈受试者的治疗：××。
注：疗程根据试验目的、疾病的发展变化规律、效应指标的起效时间、疗效最佳时间等因素确定。尤其应注意自愈性疾病的自然病程因素。

（七）试验用药的管理

试验用药运输、接受、验收、使用、回收、退回、销毁等各个过程均有记录。运输和保存条件应符合试验药物的贮藏要求。试验用药专柜上锁，专人保管。研究者回收的剩余试验用药单独存放，并登记剩余数量。临床试验结束时，集中退还申办者或销毁。申办者保存受试药物、对照药物的样品。

（八）合并治疗

1. 禁止合并的治疗　××。
2. 可以合并使用的药物　受试者病情加重（注：此处根据试验目的、适应证可能产生的情况做出界定）作为临时使用缓解病情的药物，可以合并××、××等治疗，其规格××，剂量××，方法××，使用时间××。由申办者统一提供。
3. 医生应检查受试者所有的合并治疗，检查患者所有的合并用药，其他合并疾病所必须服用的药物或其他治疗，必须在研究病历记录药名（或其他疗法名）、用量、使用次数和时间等，以便总结时加以分析和报告。

六、观察项目

（一）一般记录项目

试验用药编码，医院编码，受试者姓名拼音缩写，门诊/住院，试验开始日期等。

（二）观察指标

1. 基线指标
（1）人口学特征：性别，出生日期，身高，体重。
（2）生命体征及相关体格检查：体温，静息心率，呼吸，休息 10 分钟后的血压（收缩压、舒张压），常规各系统检查。
（3）一般资料：过敏史，既往史（包括手术史），合并疾病及合并用药史，婚姻状况，女性末次月经时间。

(4) 疗效和安全性关键指标基线值：××。

2. 诊断指标　西医诊断（病名），中医辨证（证候名），包括发病时间、病程、诊断检查、临床类型、疾病病情、严重程度等。

3. 疗效指标

(1) 主要疗效指标：××。

(2) 次要疗效指标：××。

4. 安全性观察指标

(1) 症状体征。

(2) 理化检查：血常规，尿常规及尿沉渣镜检，大便常规，十二导联心电图（常规观察ST-T改变，病理性Q波、各种心律失常、QT/QTc间期），肝功能（AST和ALT、TBIL、ALP、GGT），肾功能（UACR、BUN、Cr、尿NAG酶），血清钾、钠、氯。

(3) 不良事件类型、程度、发生率（注：根据试验药物的特点、受试人群的特点等判断增加的指标，如试验药物可能导致消化道出血或炎症或可能对凝血功能有潜在影响的需增加大便常规或大便潜血的检查；如一些注射剂外用制剂等试验药物需增加给药途径的安全性观察指标；如试验药物对心脏有潜在毒性的应增加心肌肌钙蛋白I或T、脑钠肽(BNP)检查指标或超声心动图的检查等；如试验药物有肾毒性则增加血清胱抑素、eGFR；如TBIL增高时，应增加直接和间接胆红素指标；如尿常规尿蛋白呈阳性且1~2周后复查仍为阳性者，增加24小时尿蛋白定量指标；如尿沉渣镜检有血尿且48小时复查仍有血尿，增加尿红细胞位相检查；连续2次尿NAG升高2倍以上，增加其他肾小管功能检查指标如尿α_1-MG、尿β_2-MG、RBP的检查等)。

(4) 安全性评价。

5. 试验评价指标

(1) 脱落与剔除。

(2) 依从性。

(三) 观测时点

注：根据疾病性质、效应指标的性质、疗程做出基线点、中间访视点、试验终点、随访终点和时间窗的规定。

疗程结束后的随访：随访指标××，随访时间××。

实验室异常值复查和随访：根据本项目试验药物的特点，经专家讨论认为，××、××等指标超过××，需要复查并随访，××、××指标应复查到正常或稳定。

七、不良事件的观察

(一) 定义

注：此处可以根据试验药物的具体情况表述不良事件的界定，尤其是对有临床意义实验室异常值需要做出界定。并可明确开始记录不良事件的时间段等。

（二）试验用药预期不良反应

根据临床前资料提示，本试验应注意可能出现××等不良反应。

（三）不良事件与药物因果关系判断

本试验如果出现××变化且需要采取××等治疗措施，可认为是重要的不良事件。

研究者必须依据临床经验判断每起不良事件/严重不良事件与所研究药物之间的关系。按与药物肯定有关、很可能有关、可能有关、可能无关、无关五级来评定不良事件与试验药物之间的关系。

1. 肯定有关　用药及反应发生时间顺序合理；停药反应停止，或迅速减轻或好转；再次使用，反应再现；同时有文献资料佐证；并已排除原患疾病等其他混杂因素的影响。

2. 很可能有关　无重复用药史，其余同“肯定有关”项下，或虽然有合并用药，但基本可排除合并用药导致反应发生的可能。

3. 可能有关　用药与反应发生时间关系密切，同时有文献资料佐证；但引发不良事件的药品不止一种，或原患疾病病情进展因素不能除外。

4. 可能无关　不良事件与用药时间关系不密切，反应表现与已知该药的不良反应不相吻合，原患疾病发展同样可能有类似临床表现。

5. 无关　不良事件与用药时间之间没有关系。

不良反应是指 1、2、3 之和。

（四）不良事件的处理

1. 观察与记录　研究者应要求患者如实反映用药后的病情变化，避免诱导性提问。试验期间出现的任何不良事件均应填写《不良事件表》，并追踪调查，详细记录处理经过及结果，直到化验检查恢复正常，症状体征消失。追踪随访方式可以根据不良事件的轻重选择住院、门诊、家访、电话、通讯等多种形式。对因不良事件而退出试验或已死亡的受试者应进行分析。

2. 医疗处理与破盲规定　发现不良事件时，研究者根据病情决定诊治措施，并决定是否中止试验。出现严重不良事件，承担临床研究的单位须立即采取必要处理措施，保护受试者安全。

紧急破盲规定：发生不良事件时，主要研究者认为必要时可拆封应急信件，查明所服药物的种类，给予相应处理，同时通知监查员。

3. 报告　研究者填写《严重不良事件报告表》，应及时报告国家食品药品监督管理总局药品注册司、安全监管司和省级药品监督管理局、国家及省级卫生和计划生育委员会、申办者及伦理委员会，并在报告上签名及注明日期。申办者还应及时向各参研单位通报，并保证满足所有法律法规要求的报告程序。

紧急情况，包括严重，特别是致死的不良事件，应以最快的通讯方式（包括电话、传真、特快专递、电子邮件等）向所在省、自治区、直辖市药品不良反应监测专业机构报告。

八、疗效与安全性评定标准

（一）疗效评定标准（参照××标准制订）

1. 主要疗效指标评价
2. 次要疗效指标评价
3. 综合疗效指标评价　痊愈、显效进步、无效，多采用等级评定。

疗效指数计算公式（尼莫地平法）=[（治疗前积分-治疗后积分）÷治疗前积分]×100%。

（二）不良事件轻重程度判断标准

1. 轻度　受试者可忍受，不影响治疗，不需要特别处理，对受试者康复无影响。
2. 中度　受试者难以忍受，需要撤药中止试验或做特殊处理，对受试者康复有直接影响。
3. 重度　危及受试者生命，致死或致残，需立即撤药或做紧急处理。

九、试验的质量控制与保证

（一）实验室的质控措施

各参研医院实验室要建立实验观测指标的标准操作规程和质量控制程序。

实验室检测结果必须用计算机打印。数据应具有可溯源性。

（二）临床试验前培训

申办者负责在临床试验开始前对研究者进行试验方案的培训，对症状体征量化标准进行一致性检验。签署研究者声明。

（三）提高受试者依从性的措施

1. 研究者应认真执行知情同意，使受试者充分理解试验要求，配合试验。申办者免费提供试验用药、理化检查费，给予受试者交通费补贴。
2. 采用药物计数法，监测受试者服药依从性。依从性=（实际服用量/应该服用量）×100%。依从性＜80%或＞120%视作对试验方案的违背。

（四）质量控制和质量保证系统

申办者及研究者均应履行各自职责，并严格遵循临床试验方案，采用标准操作规程，以保证临床试验的质量控制和质量保证系统的实施。

监查员应具有医学、药学背景。申办者任命监查员，保障参加临床试验受试者的权益，保证试验数据记录与报告真实、准确、完整无误，保证试验遵循已批准的方案、《药物临床试验管理规范》和有关法规。监查员访视的次数要能满足临床试验质量控制的需要。监查员每次访视后向主要研究者、机构质控部门通报监查结果。

十、数据管理

（一）数据记录与报告

1. 数据记录 门诊病历与住院病历共同组成受试者的病历资料，病历保存于医院。病历记录除应满足医疗病历的规定外，记录的指标与时点还应符合本项临床试验规定采集的所有指标与观察时点。主要研究者应对本中心试验数据的真实性负责。

2. 数据报告 研究助理应根据受试者的病历，认真填写病例报告表（CRF），理化检查结果抄写至 CRF 中。

（二）数据库的建立和数据的锁定

1. 建立数据库 由承担本研究的统计单位负责建立数据库及全部数据的录入工作，如采用××电子化数据管理系统进行数据管理工作，数据管理员根据研究方案、CRF 构建数据库，同时对数据有效性进行逻辑核查设置，并对研究者和监查员开放系统访问权限，以便核查数据和解答疑问。

2. 数据录入与双份核查 临床试验过程中，监查员应实时（分批）将 CRF 送交数据管理单位，数据管理员进行独立双份录入，并进行双份核查，对录入不一致的结果，对照 CRF 逐项核查、更正。再随机抽取若干份病例报告表和数据库中的数据进行人工比较，以确保数据库中的数据与原始 CRF 中的结果一致。如采用 eCRF，数据录入由研究者或其授权的人员完成。

3. 数据录入同时系统自动发出疑问，如日期、入组标准、排除标准、脱落、缺失值等，对统计分析的重要指标利用计算机程序进行详细检查，研究者可直接在线答疑，也可由监查员下载数据疑问表，由研究者对疑问表中的问题进行书面解答并签名后，再统一由研究助理录入系统，离线答疑表在各研究中心妥善保管。对于系统疑问，研究者应尽快予以解答，答疑后数据必要时可再次发出疑问。

4. 数据审核与数据库锁定 系统中所有数据疑问解决后，“清洁”数据导出，交统计人员，由主要研究者、申办者、统计分析人员对数据进行数据审核，同时定稿统计计划书。数据盲态核查报告和统计计划书定稿后，锁定数据，并按统计分析计划进行统计分析。

十一、统计分析

1. 分析数据集

（1）全分析集（FAS）：所有经随机化分组，至少使用一次研究药物且至少一次具有用药后评价数据的病例集合。主要疗效指标缺失时，根据意向性分析（intention to treat，ITT），用前一次结果结转。FAS 为主要分析集。

（2）符合方案集（PPS）：指符合纳入标准、不符合排除标准、完成治疗方案的病例集合，即对符合试验方案、依从性好、完成 CRF 规定填写内容的病例进行分析（PP 分析）。PP 分析主要用于主要疗效指标。

（3）安全数据集（SS）：至少接受一次治疗，且有安全性指标记录的实际数据。安全性缺失值不得结转；纳入可做评价的部分剔除病例，如年龄超过纳入标准的病例，但不包括使用禁用药物导致无法做安全性判断的病例。不良反应的发生率以安全集的病例数作为分母。

2. 统计方法

（1）病例入组分析

1）列出总体和各中心入选及完成病例数，确定三个分析数据集（FAS、PPS、SS）。

2）列出脱落与剔除病例及其原因。

（2）人口学资料及基线分析：描述性统计人口学资料及其他基线特征值。

（3）疗效分析采用的统计方法：连续变量计算其例数、均值、标准差、中位数、最小值和最大值。计数和等级资料计算频数及构成比。推断性统计结果（*P*）作为描述性结果列出。

（4）安全性分析方法：计算不良事件和不良反应发生率。分系统列出不良事件和不良反应发生的频率和频数，计算百分比。列出各种不良事件病例的详细列表和各种不良反应病例的详细列表。统计实验室指标、心电图、体检在试验后“正常转异常”或“异常加剧”的例数和转异率；列出实验室指标、心电图、体检异常病例和临床解释。

3. 统计软件与一般要求　采用××软件分析。所有的统计检验均采用双侧检验，*P* 小于或等于 0.05 将被认为所检验的差别有统计意义。详细的统计方法将在统计分析计划中提供。

4. 期中分析　本研究不进行期中分析。

注：如果进行期中分析，此处应详细描述期中分析的理由、方法、内容等；如果建立数据监察工作委员会，也应在此详细描述工作计划。

十二、伦理原则

（一）伦理审查

临床试验方案由主要研究者与申办者共同商定，报伦理委员会审批后实施。若本方案在临床试验实施过程中进行了修订，需再次报请伦理委员会批准后实施。如发现涉及试验用药的重要新资料则必须将知情同意书作书面修改送伦理委员会批准后，再次取得受试者同意。

（二）知情同意的过程

筛选合格的志愿者，研究者必须说明有关临床试验的详细情况，包括试验目的、试验程序、可能的受益和风险、受试者的权利和义务等，使受试者充分理解并有充分的时间考虑、所提问题均得到满意答复后表示同意，并签署知情同意书后方能开始临床试验。每一例患者签署知情同意书时医生要将自己的联系电话留给患者，以便患者在出现病情变化时能够随时找到医生。

十三、总结与资料保存

（一）统计分析报告与总结报告

统计学专家负责完成临床试验资料的统计工作，撰写统计分析报告，并与主要研究者、临床医学专家、申办者共同完成《临床试验总结报告》。

（二）资料保存

研究病历、知情同意书、患者服药记录卡、临床试验用药使用记录表由各参研医院归档保存，保存至临床试验结束后 5 年。

十四、任务分配，预期进度

（一）任务分配

××医院完成试验病例××例，其中试验组病例××例，对照组病例××例……

（二）预期进度

试验用药及相关物资、经费到位后开始临床试验，预计×个月完成×期临床试验，期间召开中期临床试验协调会议，检查试验质量、进度，协调、布置后期工作。

试验结束后，统计、总结×期临床试验资料，评价临床试验结果。

十五、参考文献

略。

（刘　芳　王晓骁　殷俊刚）

第二节　知情同意书

一、概述

知情同意书的设计主要依据两大部分，一是国际、国内的相关法规指南，二是临床试验的研究方案。就目前而言，主要依据国际、国内法规指南包括《中华人民共和国执业医师法》（1998）、《中华人民共和国药品管理法》（2001）、国家食品药品监督管理局《药物临床试验质量管理规范》（2003）、《药物临床试验伦理审查工作指导原则》（2010）、《医疗器械临床试验质量管理规范》（2016）、国家卫生和计划生育委员会《涉及人的生物医学研究伦理审查办法》（2016）、国家中医药管理局《中医药临床研究伦理审查管理规范》（2010）、ICH-GCP、《赫尔辛基宣言》、国际医学科学组织理事会（CIOMS）《涉及人的生物医学研究国际伦理审查指南》。具体而言，临床试验的知情同意书需要根据每个不同的方案进行分别设计，使受试者了解试验的相关内容，以维护受试者的权利和健康。

二、设计原则

1. 基本原则　知情同意书的设计需符合"完全告知""充分理解""自主选择"的原则。采用受试者能够理解的文字和语言；不应包含要求或暗示受试者放弃他们获得赔偿权利的文字，或必须举证研究者的疏忽或技术缺陷才能索取免费医疗或赔偿的文字。

（1）"完全告知"原则：是指研究者必须在知情同意书中完全交代研究方案中的所有相关内容，不可因为任何原因而对受试者隐瞒、欺瞒与试验相关的内容，确保将研究方案的全部内容纳入知情同意书的撰写中，以保障受试者可以完全了解其有可能参加的项目。

（2）"充分理解"原则：是指研究者需要让受试者完全、充分理解知情同意书的内容，了解其参加的研究的内容及其本人需要做的事情。这就要求研究者需要采用受试者能够理解的文字和语言，用尽可能容易理解的词语撰写知情同意书，避免出现一些专业的医学术语及英文缩写。并且需要向受试者进行详尽的解释，积极认真地回答受试者提出的相关问题，并给予受试者充分的考虑、理解的时间。

（3）"自主选择"原则：是指是否参加试验的选择权完全在于受试者本人，研究者不可以以任何的方式干扰受试者的自主选择权利。

2. 知情同意书格式

（1）页眉和页脚：页眉左侧为试验项目名称，右侧为知情同意书版本日期。页脚为当前页码和总页码。

（2）知情同意书分"知情"与"同意"两部分，前者为"知情告知"（必要时还应设计帮助受试者理解研究目的、程序、风险与受益的视听资料），后者为"同意签字"。

（3）知情同意书根据研究目的，一般可以有两种类型。一种是其临床试验主要用于生物标本的收集和分析，另一种用于在筛选并符合纳入标准后参加试验。如果筛选时发现不合格（医学方面的原因）的研究对象，应给予有帮助的参考意见、任何必要的和有用的治疗或推荐到其他部门就诊。

（4）知情同意书一式两份，受试者保存知情同意书副本。

3. “知情告知”的内容

（1）根据《赫尔辛基宣言》：“涉及有知情同意能力受试者的研究，每位潜在受试者必须被充分告知：研究目的、方法、资金来源、任何可能的利益冲突、研究人员的机构隶属关系、研究预期的获益和潜在的风险、研究可能造成的不适，试验结束后的条款，以及任何其他相关方面的信息。医生必须完全告知患者治疗的哪些方面与研究相关。”（《赫尔辛基宣言》，2013 年，第 26 条、第 31 条）

（2）具体来说，在知情同意书中需要告知受试者以下内容：研究背景与研究目的；哪些人不宜参加研究；其他可替代的治疗；如果参加研究将需要做什么（包括研究程序、给予的治疗方案、告知受试者可能被分配到试验的不同组别、检查操作、需要受试者配合的事项）；根据已有的经验和试验结果推测受试者预期可能的受益，可能发生的风险与不便，以及出现与研究相关损伤的医疗与补偿；试验费用；个人信息保密问题；怎样获得更多的信息；自愿参与研究的原则，在试验的任何阶段有随时退出研究并且不会遭到歧视或报复，其医疗待遇与权益不受影响的权力。

4. “同意签字”的内容

（1）声明项：受试者声明已经阅读了有关研究资料，所有的疑问都得到满意的答复，完全理解了有关医学研究的资料及该研究可能产生的风险和受益；确认已有充足的时间进行考虑；知晓参加研究是自愿的，有权在任何时间退出本研究，而不会受到歧视或报复，医疗待遇与权益不会受到影响；同意药品监督管理部门、伦理委员会或申办者查阅研究资料。表示自愿参加研究。研究者声明已经认真履行了知情告知义务，向受试者解释了试验的详细情况，包括其权力及可能的受益和风险。

（2）签字项：执行知情同意的研究者、受试者必须亲自签署知情同意书并注明日期。对无能力表达同意的受试者，应征得其法定监护人同意及签名并注明日期。

执行知情同意过程的医师或研究小组指定的医师必须将自己的联系方式留给受试者，以保证随时回答受试者提出的疑问或响应受试者的要求。

三、设计要点

1. 方案与知情同意书的统一　研究方案的内容是一个研究的核心部分，研究的每一步实施都应严格遵照研究方案的内容。知情同意书的设计也是一样。而我们看到，研究中经常会出现知情同意书与方案不一致的情况，如合同总例数的差异、分组情况的差异等。

2. 清晰的研究目的与方法　许多研究者会在方案中详细介绍研究的目的与方法，而在知情同意书中则一笔带过，这会给受试者带来不小的困扰，在日常的审查过程中，研究者往往觉得“在方案中已经写得很清楚了”，在知情同意书中则可以简单描述。这里需要注意的是，对于受试者而言，他们获取试验所有内容的唯一途径就是知情同意书的描述，受试者无法看到方案，知情同意书的不详细会对他们理解试验内容产生障碍，进一步严重影响患者的理解和参与度。这里需要强调的是，在知情同意书中也需要详细介绍“试验目的”“分组情况”“试验流程”“各组药品服用方法、剂量、疗程”“药物的毒副作用”“可替代的其他治疗”“纳入、排除标准”等内容。

3. 签署知情同意书的顺序　知情同意书的签署一般情况下应在筛选之前。除非某些特殊的情况，即使如此，也应在方案中做出明确规定，并获得伦理委员会的同意。

4. “免费”　出于试验目的的非常规治疗所需要使用的一切检查和药物均应免费。许多研究者碍于研究经费的限制等原因对出于试验目的的特别检查不免费的做法，是不符合伦理原则的。并且，试验过程中免费与不免费的内容，均应在知情同意书中做出明确的表述，让受试者可以一目了然。

5. “受益”与“费用”　我们经常会在知情同意书的“受益”部分里看到这样的字句“我们将免除您参加研究的挂号费”“您将在试验过程中得到免费的治疗”。在这里必须强调，所有“被免除”的“药费”“挂号费”“检查费”通通是“费用”部分的内容，而不属于受益的范畴。

那受益是什么呢？受益可以是受试者的个人受益，如参与研究对受试者具有诊断、治疗或预防疾病的直接受益，如受试者的病情有所改善。而免费提供研究干预、额外获得的经济补偿，如“您将获得500元的额外补偿”则不视作受益；“受益”也可以是社会受益，如这个研究的结果将会对此类疾病的研究与发展带来的推动与贡献。

6. “弱势群体”与“法定代理人签字”

（1）根据《赫尔辛基宣言》中描述：“涉及弱势人群的医学研究，唯有这项研究是针对该人群的健康需要且是此人群或社区优先关注的问题，并且这个研究在非弱势群体人群中无法开展的情况下，方能认可这项研究是正当的。此外，该人群应当能从研究获得的知识、实践或干预措施中获益；对无知情同意能力的潜在受试者，……绝不能被纳入到一个不可能带给他们益处的研究中，除非研究旨在促进该潜在受试者所代表的人群的健康，且研究不能以能够知情同意的受试者代替进行，同时研究仅造成最小风险和负担。”（《赫尔辛基宣言》，2013年，第20条、第28条）

由此可见，研究者在设计研究的时候，需要高度关注受试者是否涉及弱势群体。通常被认为的弱势群体是指那些能力或自由受到限制而无法给予同意或拒绝同意的人，包括没有能力给予知情同意或知情能力受限的人群，如儿童、精神障碍的人；容易受到强迫或不正当影响的人群，如等级群体中的下级或从属地位人群、主要研究者的学生、参与自身企业的研究项目的员工、公共福利机构的人群、经济能力受限的贫民、失业者、流浪汉、患有严重的可能致残或致命疾病的患者等。

所以，设计需要弱势群体参与的试验时，必须要有充足的理由。首先，必须确定试验脱离了这部分人群则无法完成；受试者能从参与试验获得的知识、实践或干预措施中获益；研究是为了获得这部分弱势群体特有的独特的疾病，或其他健康问题的改良诊断、预防或治疗的知识。例如，针对儿童期疾病和儿童特别易感的状态（如疫苗试验）的临床研究，儿童的参与是绝对必要的，则可以选择儿童受试者；但如果做骨折的研究，并非一定需要这部分受试者时，则不可以特别选择这些受试者。

（2）根据《赫尔辛基宣言》：“所有弱势群体都应得到特殊的保护；对无知情同意能力的潜在受试者，医生必须寻求其法定代理人的知情同意。”（《赫尔辛基宣言》，2013年，第19条、第28条）

虽然在临床上，法定代理人签字是一个很普遍的做法，而在试验研究中，法定代理人的签字需要在特定的情况下进行，即法定代理人签字需要在涉及没有能力给予知情同意的受试者时方可采用，如丧失意识的受试者或者没有达到法定知情同意年龄的儿童受试者。如受试者有自主同意能力，则不可由法定代理人签字。

7. 儿童版知情同意书　根据《赫尔辛基宣言》："当一个无知情同意能力的潜在受试者能够做出同意参加研究的决定时，医生除了寻求法定代理人的同意之外，还必须寻求该受试者的同意。该潜在受试者做出的不同意意见应予以尊重。"（《赫尔辛基宣言》，2013 年，第 29 条）

受试者如果是没有达到法定知情同意年龄的儿童受试者时，需要法定代理人的签字。但当儿童大于 8 岁又不满 18 岁时，这时的未成年受试者是限制民事行为能力人，可以进行与他的年龄、智力相适应的民事活动。因此，虽然他们没有独立签署知情同意的能力，但他们有知情权与表达其意识、初步理解的能力。这时，研究者需要准备一份浅显易懂的、最好能图文并茂的儿童版知情同意书，给这部分年龄层的受试者阅读，以获得儿童在其能力范围所给予的同意（赞成）。需要注意的是，这部分受试者拒绝参加或拒绝继续参加研究的意愿需得到尊重。

模板 2.1　供非干预性临床研究，如访谈、调查、观察性研究使用知情同意书推荐模板

尊敬的××

现邀请您参与一项科学研究，题目××，主要研究者××，承担科室××，联系电话××，项目来源××，课题编号××。这份知情同意书将告知您以下内容：为什么要进行这项研究，研究将做些什么，您可能获得的受益和面临的风险。如果您有任何疑问，敬请询问。您可以在充分了解之后决定是否参与本项研究。

1. 介绍：为什么我们邀请您参与研究？

（注：此处描述受试者参与研究的缘由，如诊断、适应证）

邀请您参与本项研究是因您有××家族史（或您被诊断为××）。预期大约有××人参与本项研究。

（如有利益冲突，请在此申明）

2. 我必须参与这项研究吗？

您可自行决定是否参与该研究。您完全可以拒绝参与，我们不会因此改变对您的常规治疗。如果您参与本项研究，您也可以随时退出。

3. 为什么进行本项研究？

研究目的是××。

4. 研究将会如何进行？

（注：简单清晰介绍研究的过程，随访的间隔时间，以及每次随访所需时间等。）

5. 我将参与研究历时多久？

您将参与研究前后大约××。

6. 我可以停止参加研究吗？

您可以在任何时候退出研究，并请告知研究者。

研究者可因任何原因在任何时候终止对您的研究，并将告知您。

7. 在研究中我会遇到什么风险？

（注：描述研究中可能遇到的风险。）

另一风险是泄密。对您的研究记录我们会履行应尽的保管义务。

8. 我可能的受益有哪些？

这项研究可能对您本人没有什么帮助，但我们希望本项研究所获取的信息会有助于我们开发一个更好的治疗××的方法。

9. 参与本项研究我需要付费吗？

在本项研究中您无须承担任何费用。

或：研究中您所接受的治疗是常规治疗，即使您不参与本研究也同样需要这些治疗。

10. 参与本项研究我能得到补偿吗？

您会得到××停车费、交通费等补偿。

或：参与本项研究我们将不会对您补偿。

11. 因参与本项研究受到伤害，我可以获得赔偿吗？

未设立赔偿基金。如果您认为因参与研究而出现伤害，请即刻告知研究者，联系电话是××。签署本知情同意书后，并不意味着您放弃索赔。

或：如果您因参与研究而受伤害，申办方将合理赔偿。如果您认为因参与研究而出现伤害，请即刻告知研究者，联系电话是××。签署本知情同意书后，并不意味着您放弃索赔。

12. 我如有疑问应和谁联系？

如有任何与本项研究相关的问题，请直接与××（主要研究者）联系，电话××。

如有任何关于受试者权益的问题，或有任何抱怨、建议，请与伦理委员会办公室联系。

13. 我们将会搜集什么医疗信息？

我们需经您的允许搜集有关您的一些医疗信息，否则您不能参与该研究。如下所述，这些信息来自于我们的问题、您填写的表格或是您的医疗记录。我们只搜集研究所需信息。

例如，研究使用的问卷；从您加入本项研究之日起直至××；从您首次诊断为××的CT扫描结果。

14. 谁会接触到您的医疗信息？

只有本院参与临床研究的人员、伦理委员会委员及监督研究活动是否符合本院规章制度的相关人员被允许接触您的医疗信息。

研究团队将与以下单位分享您的医疗信息，因这些单位与我们合作或出资进行该项研究。CFDA、申办者、CRO、多中心协作单位。

我们会记录您在本院的医疗信息，包括检验、检查、研究问卷的结果。因此，这些信息可能被有关授权人员阅读，以便对您进行治疗。也可以由经您书面同意的人阅读这些信息，或是法律允许的人可以阅读您的信息。

我们不会未经您的允许，或是未经伦理委员会的允许，将这些信息用于不同的研究。

一旦这些信息去除了您的身份信息，那么就可以不再询问您的意见而用于其他目的。研究结果将公开发表（公开演讲或书面发表），但任何能识别您身份的信息将不会出现。

15. 分享医疗信息有何风险？

参加该项研究的风险之一是会有更多的人接触到您的医疗信息。研究团队会尽一切努力保护您的有关信息，但可能会有一些未被授权的人员也能看到您的信息。这可能会让您难堪或影响您获得医疗保险。您可以与主要研究者讨论，您是否存在此风险。

16. 你们会保存多久我的医疗信息？

我们会保存这些信息××年（或无限期保存），以便将来再次查询。

17. 我可以取消之前关于同意分享医疗信息的承诺吗？

如果您改变主意，不希望我们搜集并分享您的信息。敬请写信至主要研究者××，地址是××。这封信要说明您已改变主意，不希望我们搜集并分享您的信息。那时我们会决定终止您参与研究，但我们可能会继续使用已搜集到的有关您的信息。

同意参与研究

签名前，我确认以下事实：

- 我已阅读（或已有人为我朗读）整份同意文件。所有我的问题都得到了满意的答复。
- 研究人员已将该研究的目的、程序及可能受益和风险向我解释。
- 我同意让研究团队使用和分享我的医疗信息及其他从研究中搜集到的信息。
- 我自愿参加这项研究。我同意按要求遵循研究程序。我已被告知我可以在任何时候退出研究。

请注意：你将获得这份已签名并注明日期的同意书副本。敬请将这份同意书妥善保管在您容易找到的地方。它有助于您记起我们今天所讨论的内容。

受试者签名：______________________ 日期：_______年______月______日
受试者的联系电话：______________ 手机号：______________

法定代理人签名（如适用）：__________ 日期：_______年______月______日
法定代理人的联系电话：____________ 手机号：______________

研究者签名：____________________ 日期：_______年______月______日
研究者的工作电话：______________ 手机号：______________

××医院伦理委员会办公室联系电话：××

模板 2.2　临床科研项目知情同意书推荐模板

尊敬的受试者

我们邀请您参加××（课题来源）批准开展的“××”课题研究。本研究将在××、××等医院共同开展，估计将有××名受试者自愿参加。本研究已经得到××伦理委员会的审查和批准。

为什么要开展本项研究？（研究背景和目的简介）××疾病目前常用治疗手段简介、这些治疗手段存在的问题（其疗效与副作用）、本研究拟解决的问题。本研究的目的是××。

本研究受试人群的纳入标准为××。

本研究将在××、××个研究中心进行，预计有×余名受试者自愿参加。

*如果参加研究，需要做什么？*如果您愿意参加本项研究，您将有××%的可能性接受以下×种治疗方案，研究组治疗包括××、××等药物治疗，对照组治疗包括××、××等药物治疗。我们会在您接受治疗的×周内定期对您进行××、××检查，并会在治疗结束后×周内对您进行随访。在上述治疗/检查中，××、××是研究性的治疗/检查（即如果您不参加本研究，就不需要接受该检查/治疗）。另外，您还有其他可供选择的治疗方式，如××。

*哪些人不宜参加研究？*排除标准，如果您为××、××，不属于本次研究范畴。

*参加研究有哪些风险？*所有治疗药物都有可能产生副作用（说明研究采用治疗的主要副作用/不良反应）。××、××药物具有一定的毒副作用，如××、××等。由于本研究方案中使用的××、××等药物属于临床治疗××疾病的常规治疗，即使您不参加本临床研究，只要接受该治疗方法，就有可能发生这些副作用/不良反应。此外，任何治疗都可能出现无效的情况，以及因治疗无效或者因合并其他疾病等原因而导致病情继续发展。

*参加研究有哪些好处？*参加本项研究，您的病情有可能获得改善，本项研究还有助于确定哪种治疗方法可以更安全有效地治疗与您患有相似病情的其他病人。

*参加研究需要支付有关费用吗？*为了补偿您参加本研究可能给您带来的不便，本研究将支付您参加本项研究期间所做的××、××治疗/检查费用及随访时的挂号费，并免费提供研究药物。××、××药物及××、××检查费用不在免费范围之内。如果您同时合并其他疾病所需的治疗和检查，以及因治疗无效而改用其他治疗的费用，将不在免费的范围之内。我们将通过定期检查××、××观察药物治疗可能引起的副作用/不良反应，并采取措施加以防治，但是如果出现任何不良反应，所需的治疗和检查，将不在免费的范围之内。

*个人信息是保密的吗？*您的医疗记录将保存在医院，研究者、研究主管部门、伦理委员会将被允许查阅您的医疗记录。任何有关本项研究结果的公开报告将不会披露您的个人身份。我们将在法律允许的范围内，尽一切努力保护您个人医疗资料的隐私。

我必须参加研究吗？参加本项研究是完全自愿的，您可以拒绝参加研究，或在研究过程中的任何时间退出本研究，这都不会影响医生对您的治疗。如果您不参加本项研究，或中途退出研究，还有很多可替代的治疗药物，如××。如果您决定退出本研究，请与您的医生联系，您可能被要求进行相关检查，这对保护您的健康是有利的。

受试者声明：我已经阅读了上述有关本研究的介绍，对参加本研究可能产生的风险和受益充分了解。我自愿参加本研究。

我同意□或拒绝□除本研究以外的其他研究利用我的医疗记录和病理检查标本。

受试者签名：__________________ 日期：________年______月______日

受试者的联系电话：________________ 手机号：______________________

注：必要时此处可以增加法定监护人或法定代理人的签字。

研究者声明：我确认已向受试者解释了本研究的详细情况，特别是参加本研究可能产生的风险和受益。

研究者签名：__________________ 日期：________年______月______日

研究者的工作电话：________________ 手机号：______________________

××医院伦理委员会办公室联系电话：××。

模板 2.3　药物临床试验知情同意书推荐模板

知情同意书·知情告知页

亲爱的受试者：

您的医生已经确诊您患有××疾病。

我们将邀请您参加一项××药物的试验性治疗研究，并将与××药物进行比较，以观察它们对于××病的疗效和安全性。这两种药物是通过××途径给药。

在您决定是否参加这项研究之前，请尽可能仔细阅读以下内容，它可以帮助您了解该项研究及为何要进行这项研究，研究的程序和期限，参加研究后可能给您带来的益处、风险和不适。如果您愿意，您也可以和您的亲属、朋友一起讨论，或者请您的医生给予解释，帮助您做出决定。

研 究 介 绍

一、研究背景和研究目的

目标疾病及其常规治疗方法介绍（详细说明该疾病各种常规疗法及其疗效与副作用）。

试验药物的介绍：适应证，治疗特点（包括文献、传统经验、临床前药效、毒理研究结果的概述），以说明这是邀请受试者参加研究的理由。

对照药物的介绍：治疗特点，包括文献、传统经验、临床疗效和副作用。

本研究的目的是为了评价××药治疗××病××证的有效性和安全性，其研究结果将用于申请新药生产注册。

本研究将在××、××个研究中心进行，预计有×余名受试者自愿参加。

本项研究已经得到国家食品药品监督管理总局批准。××医院伦理委员会已经审议此项研究是遵从《赫尔辛基宣言》原则，符合医疗道德的。

二、哪些人不宜参加研究

排除标准，如果您为××、××，不属于本次研究范畴。

三、如果参加研究将需要做什么

1. 在您入选研究前，您将接受以下检查以确定您是否可以参加研究。

医生将询问、记录您的病史，对您进行体格检查。

您需要做血常规、大便常规、尿常规、肝功能、肾功能等理化检查。

……

2. 若您以上检查合格，将按以下步骤进行研究（按随访时点详细陈述治疗及各检查项目）。

研究开始将根据计算机提供的随机数字，决定您接受××或××干预措施。参加这项研究的患者分别有 50%的可能被分入这两个不同的组别。您和您的医生都无法事先知道和选择任何一种干预措施。研究观察将持续××天。

研究第×天：您应到医院就诊，并如实向医生反映病情变化，医生将收集您的病史及体检结果。

……

研究第×天：这时候研究结束了。您应到医院就诊，医生将询问记录您病情的变化，给您做体格检查，还将做血常规、尿常规、便常规、心电图及取血做肝肾功能等理化检查。

在上述描述中，明确哪些程序为研究性，哪些为非研究性。

3. 需要您配合的其他事项。

您需要按医生和您约定的随访时间来医院就诊。您的随访非常重要，因为医生将判断您接受的研究措施是否真正起作用。

您需要按医生指导用药，并请您在每次服药后及时、客观地在“服药记录卡”中记录。您在每次随访时都必须归还未用完的药物及其包装，并将正在服用的其他药物带来，包括您有其他合并疾病须继续服用的药物。

在研究期间您不能使用治疗××病的其他××药物。如您需要进行其他治疗，请事先与您的医生取得联系。

关于饮食、生活起居的规定。

四、参加研究可能的受益

您和社会将可能从本项研究中受益。此种受益包括您的病情有可能获得改善，以及本项研究可能帮助开发出一种新治疗方法，以用于患有相似病情的其他患者。

您将在研究期间获得良好的医疗服务。

Ⅱa 期临床试验，一般认为受试者不能从研究获得直接的受益。对此，申办者将给予受试者报酬和补偿。

五、参加研究可能的不良反应、风险和不适、不方便

详细描述试验药物、对照药物的副作用，包括临床前毒理试验提示可能的副作用。描述参加研究合理预期的不适。

尽管到目前为止没有发现该研究方法有任何不良反应，如果在研究中您出现任何不适，或病情发生新的变化，或任何意外情况，不管是否与药物有关，均应及时通知您的医生，他/她将对此作出判断和医疗处理。

医生和申办者××药厂将尽全力预防和治疗本研究可能带来的伤害。如果在临床试验中出现不良事件，医学专家委员会将会鉴定其是否与试验药物有关。申办者将对与试验相关的损害提供治疗的费用及相应的经济补偿，这一点已经在我国《药物临床试验质量管理规范》中做出了规定。

您在研究期间需要按时到医院随访，做一些理化检查，这些都可能给您造成麻烦或带来不方便。

此外，（研究干预）可能出现无效的情况，以及因治疗无效或者因合并其他疾病等原因而导致病情继续发展。在研究期间，如果医生发现本项研究所采取的（研究干预）措施无效，将会中止研究，改用其他可能有效的治疗措施。

六、有关费用

××药厂将支付您参加本项研究期间所做的与研究有关的检查费用，随访时的挂号费，并免费提供研究用药，研究结束后您将得到因参加临床试验的交通补贴费×元。外地患者的往返交通费超过×元者将实报实销。医学院校在本院实习的学生、医院职工参加临床试验将不给予交通费补贴。

Ⅱa 期临床试验将给予受试者报酬和补偿费××元。

如果发生与试验相关的损害，申办者将支付您的医疗费用。如果因严重不良反应住院医疗，申办者还将提供适当的营养费、误工的工资和奖金的补偿费。

如果您同时合并其他疾病所需的治疗和检查，将不在免费的范围之内。

如果因（研究干预措施）无效，我们将提供××药物一个疗程的免费治疗（如果是急性的、可治愈的疾病，建议申办者提供公认最有效的免费治疗至痊愈）。

七、个人信息是保密的吗

您的医疗记录（研究病历/CRF、化验单等）将完整地保存在医院，医生会将化验检查结果记录在您的门诊病历上。研究者、申办者代表、伦理委员会和药品监督管理部门将被允许查阅您的医疗记录。任何有关本项研究结果的公开报告将不会披露您的个人身份。我们将在法律允许的范围内，尽一切努力保护您个人医疗资料的隐私。

除本研究以外，有可能在今后的其他研究中再次利用您的医疗记录和病理检查标本。您现在也可以声明拒绝除本研究外的其他研究利用您的医疗记录和病理标本。

八、怎样获得更多的信息

您可以在任何时间提出有关本项研究的任何问题。您的医生将给您留下他/她的电话号码以便能回答您的问题。

如果您对参加研究有任何抱怨，请联系伦理委员会办公室。

如果在研究过程中有任何重要的新信息，可能影响您继续参加研究的意愿时，您的医生将会及时通知您。

九、可以自愿选择参加研究和中途退出研究

是否参加研究完全取决于您的自愿。您可以拒绝参加此项研究，或在研究过程中的任何时间退出本研究，这都不会影响您和医生间的关系，都不会影响您的医疗或有其他方面利益的损失。

您的医生或研究者出于对您的最大利益考虑，可能会随时中止您参加本项研究。

如果您不参加本项研究，或中途退出研究，还有很多其他可替代的治疗药物，如××。您不必为了治疗您的疾病而必须选择参加本项研究。

如果您因为任何原因从研究中退出，您可能被询问有关您使用试验药物的情况。如果医生认为需要，您也可能被要求进行实验室检查和体格检查。这对保护您的健康十分有利。

十、现在该做什么

是否参加本项研究由您自己决定。您可以和您的家人或者朋友讨论后再做出决定。

在您做出参加研究的决定前，请尽可能向您的医生询问有关问题，直至您对本项研究完全理解。

感谢您阅读以上材料。如果您决定参加本项研究，请告诉您的医生或研究助理，他/她会为您安排一切有关研究的事务。

请您保留这份资料。

知情同意书·同意签字页

临床研究项目名称：以××药为对照评价××药治疗××病××证有效性和安全性的分层区组随机、双盲、平行对照、多中心临床研究

申办者：××药厂

国家食品药品监督管理总局临床研究批件号：20××L××

同意声明

我已经阅读了上述有关本研究的介绍，而且有机会就此项研究与医生讨论并提出问题。我提出的所有问题都得到了满意的答复。

我知道参加本研究可能产生的风险和受益。我知晓参加研究是自愿的，我确认已有充足时间对此进行考虑，而且明白：

- 我可以随时向医生咨询更多的信息。
- 我可以随时退出本研究，而不会受到歧视或报复，医疗待遇与权益不会受到影响。

我同样清楚，如果我中途退出研究，特别是由于药物的原因使我退出研究时，我若将病情变化告诉医生，完成相应的体格检查和理化检查，这将对我本人和整个研究十分有利。

如果因病情变化我需要采取任何其他的药物治疗，我会事先征求医生的意见，或事后如实告诉医生。

我同意药品监督管理部门、伦理委员会或申办者代表查阅我的研究资料。

我同意□ 或拒绝□ 除本研究以外的其他研究利用我的医疗记录和病理检查标本。

我将获得一份经过签名并注明日期的知情同意书副本。

最后，我决定同意参加本项研究。

受试者签名：______________________ 日期：________年______月______日

受试者联系电话：____________________ 手机号：___________________________

注：必要时此处可以增加法定监护人或法定代理人的签字。

我确认已向受试者解释了本试验的详细情况，包括其权利及可能的受益和风险，并给其一份签署过的知情同意书副本。

研究者签名：______________________ 日期：________年______月______日

研究者的工作电话：__________________ 手机号：___________________________

××医院伦理委员会办公室联系电话：××。

（陈莹 王卯 吴静）

第三节　病例报告表

一、概述

病例报告表（case report form，CRF）是用于报告临床试验过程中所采集记录数据的文件，记录的数据属第二手资料。临床研究的目的是通过数据来说明问题，因此，作为数据收集的主要文件病例报告表，其设计尤为重要。病例报告表中的数据必须来自源文件，并与源文件一致。

国际临床试验协调组织（ICH）《药物临床试验管理规范》（GCP）中，将 CRF 定义为 “设计用来记录试验方案要求的受试者的所有信息，并向申办者报告的文件。其文件形式可以是印刷的、可视的或者是电子版的”。因此，CRF 是临床试验中收集、记录、保存临床试验资料的载体。临床试验的质量与 CRF 的设计及填写有着密切的关系。

鉴于 CRF 是数据呈现的主要载体，是反映临床试验结果的主要依托，因此，应加强顶层设计，多学科参与，由主要研究者、数据管理人员、统计分析人员、质量管理人员共同商定，从不同专业方向来考虑 CRF 的设计内容及格式是否满足研究需求，在使用前对记录 CRF 的研究者和观察者进行统一培训，并做小样本的验证，及时发现问题并修改完善。

二、设计原则

CRF 的设计既要满足临床研究的需要，同时，又要简便清晰，具有可操作性，设计的原则如下。

（一）符合法规标准，保护受试者隐私

CRF 的设计要符合相关的法规，要充分保护受试者的权益和隐私，避免泄漏能确认受试者的直接或间接的信息，如姓名、地址、身份证号等。如果在研究中需要纳入不同种族或宗教信仰的特殊人群，可考虑另行设计特殊版本的 CRF。

（二）按照试验方案，收集完整信息

CRF 的设计应严格遵循临床试验方案要求，收集完整的需要分析的数据，避免数据的遗漏。CRF 数据记录与方案设计同步，如果研究过程中研究方案进行了修改，则 CRF 也应进行相应的修改或补充。

（三）采集必需数据，避免冗余

CRF 和病历不同，CRF 的功能是采集和报告评价试验药物安全性和疗效所需的数据，和试验无关的信息不必设计在 CRF 中。鉴于此，CRF 的设计也不必按照病历的格式进行设计，可以采用结构化或非结构化设计结合。立足于数据采集与报告文件的角度，可以采用封闭式表格和开放式表格设计相结合的方式，封闭式的信息不同条目可以设计相似的字段，如“是”“否”或“不适用”“未做”等字段，研究者选择即可。开放式表格分为数

值型变量或文本式变量，文本字段尽量设计少量书写文字，根据试验方案规定采集的数据和时点，设计试验相关的信息和数据记录方式及其排列顺序，以利于研究者按照 CRF 格式项目的提示，能够快捷记录，利于数据录入。

设计优良的 CRF 应无冗余数据，只收集与分析有关的数据，多余或重复的信息或数据需要花费研究人员较多的时间和精力去填写和审核，增加工作量，因此，和研究无关的信息或者重复的数据应避免。例如，“出生日期”和“年龄”两个变量，其中一个就是重复的冗余数据，或者每次访视均要填写人口学资料等。采集和报告一些和试验无关的信息和数据即冗余数据，是 CRF 设计常见的问题，应尽量避免。

（四）文字易于理解，避免歧义

临床试验多在几家中心开展，可能会涉及不同国家或同一国家的不同民族或不同地域，因此，文字设计要求简单、清楚、明了。提问要表达清晰、无歧义，易于回答，要尽量避免意义不明确的问题。例如，“你经常胸痛吗?”这个问题很难准确把握。如果将其量化，意义就会变得明确。例如，“你通常一周有几次胸痛?每次胸痛持续多长时间？”这个问题就比较便于回答。对于某些难于具体定义程度的指标，还可以设计为刻度尺。例如，受试者头痛程度填写，可以采用 VAS 评分等。尽量避免关联问题的设置，容易造成漏填或漏录。例如，“受试者曾做过腹部手术吗?”这是主问题，如果这个问题回答“是”，则请回答下一个问题“做过的手术名称?”这是从问题。

（五）顺序编排合理，避免混乱

CRF 的格式和顺序设计既要符合临床研究的流程，又要符合常规的诊疗流程，以便于研究人员填写，所以，一般情况下是按照访视点的顺序进行设计。在每个访视点的设计中，各个条目又应尽量和试验流程相一致。应尽量避免不同访视的同一指标观察记录在一个页面上，如每次访视某一主观症状评分，如果设计在一个页面上容易引起研究者主观的偏倚。并且常常采取在试验过程中，而不是等到试验结束后从研究者处收集 CRF 的方法，以避免研究者记录主观评价指标时受到影响而造成偏倚。CRF 每页的页末需要准确填写日期，便于盲态审核时对时间窗的判断。

（六）格式排版简便，便于填写

纸质 CRF 通常为一式三份，使用无碳复写纸。字体的大小和颜色要协调，版面简洁，便于填写，开放式表格设计要留有足够的空间以便于临床研究者填写。CRF 每页均有页眉，页眉应有可供识别用的项目名称、受试者拼音首字母或随机编码等，方便研究者翻阅填写，同时，在 CRF 出现散乱的情况下，可以识别归档。每次访视下方设计研究者签字及日期。封面设计成硬纸格式，封底可设置成折叠页，既可在填写时作为垫板使用，又可在上面附上流程图，方便浏览。如果 CRF 需要间隔较长时间填写一次，最好使用分页式 CRF，每份表格上需清晰地注明填写时间，受试者一般信息等内容。

（七）坚持验证环节，确保设计科学

在 CRF 设计完成后，一定要有验证的环节，即进行模拟填写。然后组织研究者、项目管理人员、数据管理人员、统计分析人员等多方人员进行审核。审核内容包括是否覆盖临床研究所需要采集的全部疗效性和安全性数据，是否存在冗余数据，是否存在模糊不清、模棱两可的问题，填写是否简便（必要时甚至可以统计填写的时间），数据采集是否符合统计学要求等。通过验证，反复修改，确保 CRF 设计严谨、合理、科学。

三、CRF 的构成要素及设计要点

不同的临床试验研究目的各不相同，因此，CRF 设计也不尽相同。为保证遵循方案，完整地、清晰地收集和报告数据是评价药物的疗效和安全性的关键环节。CRF 的构成要素主要包括封面、研究流程图、人口学特征、入组前资料、治疗记录、疗效性指标、安全性指标、总结表等模块。中医临床研究的观测指标还应根据中医特点，针对性地选择一些指标。

（一）封面

临床研究的基本信息，其内容包括试验名称、项目来源、批准文号、项目名称、受试者姓名缩写、筛选号、受试者编码、临床试验负责单位、临床试验单位编号、研究者姓名、入组日期、结束日期、试验完成情况、版本日期、版本号等。

（二）封二

一般设计填表注意事项：包括 CRF 填写的总体原则、正确填写 CRF 的方法、修改方法、严重不良事件报告的途径和联系方式等注意事项。

（三）封三

一般可设计研究流程图：常常采用表格方式清晰列出该项目的研究流程，按照每个访视点和允许的变动范围即时间窗内研究者应该进行的各项工作设计，便于研究人员掌握试验的过程和项目核对，避免工作任务的疏漏。一般列的设计为各个访视点，行的设计为工作任务。框图形式采用相对比较少。

（四）人口学特征

受试者的基本信息，包括受试者姓名缩写、性别、出生日期（公历）、住院号、门诊号、民族、职业、婚姻情况等。一般情况下人口学资料在入组前记录一次。

（五）筛选期采集的信息

既往病史、用药情况、现病史、体格检查结果、理化检查结果等。受试者纳入试验前一段时间的患病及治疗情况，包括疾病名称、所用的药物名称（或治疗手段）、剂量、用药时间，如已停药，注明停药时间。

（六）基线期采集的信息

诊断标准、入选标准、排除标准（常常可以采用表格形式设计选择项，方便填写并易于被研究者理解）；基线期的各个指标的记录包括症状、体征、病程、病情、理化检查、其他用药情况等，最后明确是否纳入试验的结论；纳入试验的受试者，则填写试验药物发放记录、下次随访的医嘱等。

（七）试验观察记录

按照每次访视独立设计的观察表，包括病史、体检、症状体征量化评分、试验用药情况、合并疾病或合并用药情况，理化检查记录表、疗效评定标准等。合并用药应详细记录合并用药的原因、用药名称、剂量、用药起止时间等，并且根据情况填写不良事件记录表。

（八）依从性

按照方案要求设计剩余药物、剩余数量、是否遵医嘱用药及原因等。

（九）不良事件

包括不良事件的名称、临床表现、出现的时间、频率、严重程度、对研究的影响、处理措施、转归、合并治疗情况、因果关系判断等。

（十）严重不良事件

严重不良事件的报告人（书写清晰）、报告时间、严重不良事件名称、发生时间、特点、详细情况、治疗措施、与试验药物的关系、转归、症状消失日期和时间、该患者是否因为此严重不良事件退出试验，以及后续的严重不良事件报告。

（十一）总结表

包括疗效评价表、完成情况表。可以采用表格的形式设计选择项。如果有脱落的受试者，需要记录患者脱落的时间和原因。如在实施盲法的试验中出现严重的不良事件，必要时需要及时破盲，及时了解受试者真正接受的干预措施是什么。

（十二）审核表

研究者、主要研究者的审核声明及签名，以及监查员的审核声明和签名及日期。

模板 3.1　病例报告表推荐模板（中药新药临床试验）

CFDA 批件号：××

评价××药治疗××病××证的有效性和

安全性随机、双盲、安慰剂平行对照、多中心III期临床试验

病例报告表

（Case Report Form）

受试者随机号：　××

试验药物编号：　××

受试者姓名缩写：　××

试验中心号：　××

试验单位：　××

试验开始日期：　××

试验结束日期：　××

研究者签名：　××

主要研究者签名：　××

版本日期：　××

版本号：　××

该受试者亚组：

□××组

□××组

□××组

申办单位：××

数据统计：××

在正式填表前，请认真阅读下列填表说明

病例报告表填写说明

1. 本试验研究者须经过 GCP 培训，事先充分了解本研究方案及有关资料。病例筛选合格的受试者按入组顺序发放相应药物编号的试验用药物，不得更改。

2. 请使用黑色或蓝黑色签字笔用力填写病例报告表，并将垫板垫衬于要填写的 CRF 页下。

3. 病例填写务必准确、清晰，不得随意涂改，错误之处纠正时需用横线居中划出，并签署修改者姓名的拼音缩写及修改时间。举例：~~58.6~~ 56.8$^{\mathrm{LGW\ 00\ 02\ 12}}$。

4. 患者姓名拼音缩写四格需填满，两字姓名填写两字拼音前两个字母；三字姓名填写三字首字母及第三字第二字母；四字姓名填写每一个字的首字母。

举例：张红

Z	H	H	O

李淑明

L	S	M	I

欧阳小惠

O	Y	X	H

5. 所有选择项目的 □ 内用×标注，如☒。

6. CRF 中需填入数值的部位均预留了空格，“|_|_|_|” 填写时请将个位数字填入最右方的空格，如左侧留有空位，请填入“0”补充。例如，受试者体重为 65kg，则填成|0|6|5|. |0|kg。

7. 所有检验项目因故未查或漏查，请填写 ND；具体用药剂量和时间不明，请填写 UK；不适用，请填写 NA。

8. 试验期间如发生严重不良事件，请及时告知所在研究中心的主要研究者、伦理委员会，并在××小时内报 CFDA××司、××有限公司及申办者。

报告途径：

单位	联系人	联系电话	传真
国家食品药品监督管理总局	××	××	××
××	××	××	××
××	××	××	××

（请在发现严重不良事件××小时以内上报上述单位）

试验流程图

项目	研究阶段				
	V1 （筛选期第 0 天）	V2 （第××天）	V3 （第××天）	V4 （第××天）	随访 （末次访视××天后）
签署知情同意书	×				
收集人口学资料	×				
一般体检项目	×	×		×	
××疗效评定	×	×	×	×	×
××症状评分	×	×	×	×	
X 线胸片	×				
C 反应蛋白	×				
血常规	×			×	×*
尿常规	×			×	×*
便常规	×			×	×*
心电图	×			×	×*
肝、肾功能	×			×	×*
发放试验药品	×	×			
回收试验药品		×		×	
发放日记卡	×				
回收日记卡		×*	×*	×	
不良事件记录		×*	×*	×*	×*
合并用药记录		×*	×*	×*	×*
脱落原因分析		×*	×*	×*	
临床疗效评定		×	×	×	×

*必要时做。

版本号：××　　　　版本日期：××××年××月××日

受试者筛选号 □□□	受试者姓名缩写 □□□□	药物编号 □□□	筛选期 V1（第 0 天） □□□□年□□月□□日

知情同意书签署人（可多选）：□法定监护人　　□受试者本人

知情同意书签署日期：□□□□年□□月□□日

人口学信息	
出生日期：□□□□年□□月□□日	性别：□男 □女　民 族：□汉　□其他：_____
身高：□□□.□cm	体重：□□□.□kg
生命体征	
体温：□□.□℃（腋温）	心率：□□□次/分
呼吸：□□ 次/分	血压：□□□/□□□mmHg
过敏史	
受试者是否有过敏史？　□无　□有过敏原：_________症状：______________________________	
既往用药（入组前 2 周）	

药物名称	适应证	给药开始时间	给药中止时间	是否持续	药物类别	是否为该试验禁止用药*
		□□□□年□□月□□日	□□□□年□□月□□日	□否　□是	□西药 □中药 □其他	□否　□是
		□□□□年□□月□□日	□□□□年□□月□□日	□否　□是	□西药 □中药 □其他	□否　□是
		□□□□年□□月□□日	□□□□年□□月□□日	□否　□是	□西药 □中药 □其他	□否　□是

*指具有××作用的西药及同类中药。

版本号：××　　　　版本日期：××××年××月××日

受试者筛选号	受试者姓名缩写	药物编号	筛选期 V1（第 0 天）
□□□	□□□□	□□□	□□□□年□□月□□日

既往疾病或症状

系统	有无疾病	诊断/症状	诊断时间	是否活动
心血管系统	□无　□有		□□□□年□□月□□日	□否　□是
呼吸系统	□无　□有		□□□□年□□月□□日	□否　□是
消化系统	□无　□有		□□□□年□□月□□日	□否　□是
泌尿生殖系统	□无　□有		□□□□年□□月□□日	□否　□是
内分泌系统	□无　□有		□□□□年□□月□□日	□否　□是
血液系统	□无　□有		□□□□年□□月□□日	□否　□是
免疫系统	□无　□有		□□□□年□□月□□日	□否　□是
神经精神系统	□无　□有		□□□□年□□月□□日	□否　□是
其他	□无　□有		□□□□年□□月□□日	□否　□是

体格检查

部位	是否正常	异常请描述	未查
心	□正常　□异常		□
肺（除肺部听诊）	□正常　□异常		□
肝脏、腹部	□正常　□异常		□
皮肤	□正常　□异常		□
四肢	□正常　□异常		□
其他阳性体征	□无　□有		□

版本号：××　　　　版本日期：××××年××月××日

受试者筛选号	受试者姓名缩写	药物编号	筛选期 V1（第 0 天）
□□□	□□□□	□□□	□□□□年□□月□□日

××症状评分表

症状/分级	（0 分）	轻（1 分）	中（2 分）	重（3 分）
××	□无	□**	□**	□**
××	□无	□**	□**	□**
症状/分级	（0 分）		（1 分）	未知（UK）
××	□**		□**	□
××	□**		□**	□
××	□**		□**	□
××	□**		□**	□
××	□**		□**	□
××	□**		□**	□
××	□**		□**	□
××	□**		□**	□
舌、脉（不计分）（儿童增加指纹）（注：用于中药新药临床试验）				
舌质	□正常　□舌质**　□舌质**		其他：	
舌苔	□正常　□苔**　□苔**		其他：	
脉象	□正常　□脉**　□脉**		其他：	
总分值	□□分			

**为具体表述的内容。

诊断：

西医诊断——××
中医诊断——××（××证）（注：用于中药新药临床试验）

受试者筛选号	受试者姓名缩写	药物编号	筛选期 V1（第 0 天）
□□□	□□□□	□□□	□□□□年□□月□□日

理化检查（疗前）

测定项目	结果	单位	临床意义判断 1 2 3 4	备注
血常规		检查日期：□□□□年□□月□□日		
WBC（白细胞）		10^9/L	□ □ □ □	
NEU%（中性粒细胞）		%	□ □ □ □	
LYM%（淋巴细胞）		%	□ □ □ □	
RBC（红细胞）		10^{12}/L	□ □ □ □	
Hb（血红蛋白）		g/L	□ □ □ □	
PLT（血小板）		10^9/L	□ □ □ □	
肝肾功能		检查日期：□□□□年□□月□□日		
ALT（谷丙转氨酶）		U/L	□ □ □ □	
AST（谷草转氨酶）		U/L	□ □ □ □	
ALP（碱性磷酸酶）		U/L	□ □ □ □	
TBIL（总胆红素）		μmol/L	□ □ □ □	
γ-GT（γ-谷氨酰胺转移酶）		U/L	□ □ □ □	
BUN（血尿素氮）		mmol/L	□ □ □ □	
Cr（血清肌酐）		μmol/L	□ □ □ □	
尿常规 （定性/定量）		检查日期：□□□□年□□月□□日		
尿白细胞（UWBC）	____个/μl		□ □ □ □	
尿红细胞（URBC）	____个/μl		□ □ □ □	
尿蛋白（PRO）	____个+		□ □ □ □	
尿 NAG 酶		U/L	□ □ □ □	
微量白蛋白（即刻尿白蛋白与尿肌酐的比值）		mg/mmol 其他：____	□ □ □ □	
便常规		检查日期：□□□□年□□月□□日		
便常规			□ □ □ □	
C 反应蛋白		检查日期：□□□□年□□月□□日		
C 反应蛋白		mg/L	□ □ □ □	
心电图		检查日期：□□□□年□□月□□日		
心电图			□ □ □ □	
胸部 X 线片		检查日期：□□□□年□□月□□日		
胸部 X 线片			□ □ □ □	

临床意义判定：1，正常；2，异常但无临床意义；3，异常但有临床意义；4，未查。

版本号：××　　　　版本日期：××××年××月××日

受试者筛选号 □□□	受试者姓名缩写 □□□□	药物编号 □□□	筛选期 V1（第 0 天） □□□□年□□月□□日

入选、排除标准确认

入选标准	是	否
（1）符合××病诊断标准	□	□
（2）符合××证（型）诊断标准	□	□
（3）年龄××～××岁，性别不限	□	□
（4）××≤××小时（天）者	□	□
（5）××评分≥××分	□	□
（6）知情同意，自愿参加，受试者签署知情同意书	□	□
……		
如果以上任何一项回答是“否”，则患者不能进入研究		
排除标准	是	否
（1）××等严重全身性疾病患者	□	□
（2）××、××指标＞正常值上限 1.5 倍	□	□
（3）××指标＞正常值上限	□	□
（4）合并××疾病等	□	□
（5）××个月内参加过其他临床试验者	□	□
（6）无法合作、不愿合作者，或研究者认为依从性较差，如合并有神经、精神疾病患者	□	□
（7）过敏体质者或已知对本药物成分过敏者	□	□
（8）酗酒和（或）使用精神活性药物者、药物滥用者和依赖者，大量使用尼古丁和（或）咖啡因者	□	□
（9）精神病家族史者	□	□
（10）妊娠期或哺乳期妇女及计划妊娠的女性	□	□
（11）本次发病期间已使用其他治疗××病的西药及同类中药或仪器治疗等	□	□
（12）研究者认为不宜入选本研究的受试者	□	□
……		
如果以上任何一项回答“是”，则患者不能进入研究		

版本号：×× 版本日期：××××年××月××日

受试者筛选号	受试者姓名缩写	药物编号	筛选期 V1（第 0 天）
□□□	□□□□	□□□	□□□□年□□月□□日

是否入选

□否，原因：________________

□是，药物编号|_|_|_|

发药日期：|_|_|_|_|年|_|_|月|_|_|日

用药处方

请按照受试者的实际年龄选择所属亚组，并告知其用法用量。

亚组分配	试验药物	发药量	用法用量
□ 组	××	|_|_|_|ml（片或粒等）	每次××，每日××次，口服
□ 组	××	|_|_|_|ml（片或粒等）	每次××，每日××次，口服
□ 组	××	|_|_|_|ml（片或粒等）	每次××，每日××次，口服

填写者签名：____________　　　　签署日期：|_|_|_|_|年|_|_|月|_|_|日

研究者签名：____________

版本号：××　　　　版本日期：××××年××月××日

受试者筛选号 □□□	受试者姓名缩写 □□□□	药物编号 □□□	V2（第××±××天） □□□□年□□月□□日

是否进行本次访视：□是→继续参与研究。

□否→退出，请完成访视4和“试验完成、脱落情况”页。

生命体征（休息5分钟后测）

体温：□□.□℃（腋温）	心率：□□□ 次/分	呼吸：□□ 次/分	血压：□□□/□□□mmHg

**证候（症状）评分表

症状/分级	（0分）	轻（1分）	中（2分）	重（3分）
××	□无	□**	□**	□**
××	□无	□**	□**	□**
××	□无	□**	□**	□**
××	□无	□**	□**	□**
症状/分级	（0分）	（1分）	未知（UK）	
××	□**	□**	□	
××	□**	□**	□	
××	□**	□**	□	
××	□**	□**	□	
××	□**	□**	□	
××	□**	□**	□	
××	□**	□**	□	
××	□**	□**	□	
舌、脉（不计分）（儿童增加指纹）（注：用于中药新药临床试验）				
舌质	□正常　□舌质**　□舌质**	其他：		
舌苔	□正常　□苔**　□苔**	其他：		
脉象	□正常　□脉**　□脉**	其他：		
总分值	□□分			

**为具体的表述内容。

受试者筛选号	受试者姓名缩写	药物编号	V2（第××±××天）
□□□	□□□□	□□□	□□□□年□□月□□日

合并用药：继上次访视以来是否有合并用药？

□否 □是→请填写《合并用药表》。

不良事件：服用试验药物后至本次访视，受试者是否发生不良事件？

□否 □是→请详细记录在《不良事件表》中。

受试者是否归还研究药物：

□否→请说明原因：□丢弃 □忘记带回 □失访 □其他 ________

□是→回收药量：|_|_|_|（袋、盒） 回收日期：|_|_|_|_|年|_|_|月|_|_|日

药物是否有耗损？

□否

□是→，耗损数量：|_|_|_|（袋、盒）

××病的评价： □痊愈 □好转 □无效

研究者评估受试者是否继续参加试验：

□ 是→继续发药；

□ 否→中止，完成“试验完成、脱落情况”页。

药物发放信息

本次随访药物发放日期：|_|_|_|_|年|_|_|月|_|_|日

药物发放数量：|_|_|_|_|（袋、盒）

填写者签名：________ 签署日期：□□□□年□□月□□日

研究者签名：________

版本号：×× 版本日期：××××年××月××日

受试者筛选号 □□□	受试者姓名缩写 □□□□	药物编号 □□□	V3（第××±××天） □□□□年□□月□□日

是否进行本次访视：□是→继续参与研究。

□否→退出，请完成访视 4 和“试验完成、脱落情况” 页。

**证候（症状）评分表

症状/分级	（0 分）	轻（1 分）	中（2 分）	重（3 分）
××	□无	□**	□**	□**
××	□无	□**	□**	□**
××	□无	□**	□**	□**
××	□无	□**	□**	□**

症状/分级	（0 分）	（1 分）	未知（UK）
××	□**	□**	□
××	□**	□**	□
××	□**	□**	□
××	□**	□**	□
××	□**	□**	□
××	□**	□**	□
××	□**	□**	□
××	□**	□**	□

舌、脉（不计分）（儿童增加指纹）（注：用于中药新药临床试验）		
舌质	□正常　□舌质**　□舌质**	其他：
舌苔	□正常　□苔**　□苔**	其他：
脉象	□正常　□脉**　□脉**	其他：
总分值	□□分	

**为具体表述的内容。

版本号：××　　　　版本日期：××××年××月××日

受试者筛选号	受试者姓名缩写	药物编号	V3（第××±××天）
□□□	□□□□	□□□	□□□□年□□月□□日

合并用药：继上次访视以来是否有合并用药？

□否

□是→请填写《合并用药表》。

不良事件：服用试验药物后至本次访视，受试者是否发生不良事件？

□否

□是→请详细记录在《不良事件表》中。

填写者签名：____________ 签署日期：□□□□年□□月□□日

研究者签名：____________

版本号：×× 版本日期：××××年××月××日

受试者筛选号 □□□	受试者姓名缩写 □□□□	药物编号 □□□	V4（第××±××天） □□□□年□□月□□日

是否进行本次访视：□是→□末次访视；□提前退出访视。

□否→脱落，完成“试验完成、脱落情况”页。

生命体征（休息 5 分钟后测）

体温：□□.□℃（腋温）	心率：□□□ 次/分	呼吸：□□ 次/分	血压：□□□/□□□mmHg

**证候（症状）评分表

症状/分级	（0 分）	轻（1 分）	中（2 分）	重（3 分）
**	□无	□**	□**	□**
**	□无	□**	□**	□**
**	□无	□**	□**	□**
**	□无	□**	□**	□**
症状/分级	（0 分）	（1 分）	未知（UK）	
**	□**	□**	□	
**	□**	□**	□	
**	□**	□**	□	
**	□**	□**	□	
**	□**	□**	□	
**	□**	□**	□	
**	□**	□**	□	
**	□**	□**	□	
舌、脉（不计分）（儿童增加指纹）（注：用于中药新药临床试验）				
舌质	□正常　□舌质**　□舌质**	其他：		
舌苔	□正常　□苔**　□苔**	其他：		
脉象	□正常　□脉**　□脉**	其他：		
总分值	□□分			

**为具体表述的内容。

版本号：××　　　　版本日期：××××年××月××日

受试者筛选号 □□□	受试者姓名缩写 □□□□	药物编号 □□□	V4（第××±××天） □□□□年□□月□□日

理化检查（疗后）

测定项目	结果	单位	临床意义判断 1 2 3 4	备注
血常规			检查日期：□□□□年□□月□□日	
WBC（白细胞）		10^9/L	□ □ □ □	
NEU%（中性粒细胞）		%	□ □ □ □	
LYM%（淋巴细胞）		%	□ □ □ □	
RBC（红细胞）		10^{12}/L	□ □ □ □	
Hb（血红蛋白）		g/L	□ □ □ □	
PLT（血小板）		10^9/L	□ □ □ □	
肝肾功能			检查日期：□□□□年□□月□□日	
ALT（谷丙转氨酶）		U/L	□ □ □ □	
AST（谷草转氨酶）		U/L	□ □ □ □	
ALP（碱性磷酸酶）		U/L	□ □ □ □	
TBIL（总胆红素）		μmol/L	□ □ □ □	
γ-GGT（γ-谷氨酰胺转移酶）		U/L	□ □ □ □	
BUN（血尿素氮）		mmol/L	□ □ □ □	
Cr（血清肌酐）		μmol/L	□ □ □ □	
尿常规 （定性/定量）			检查日期：□□□□年□□月□□日	
尿白细胞（UWBC）	____个/μl		□ □ □ □	
尿红细胞（URBC）	____个/μl		□ □ □ □	
尿蛋白（PRO）	____个+		□ □ □ □	
尿 NAG 酶		U/L	□ □ □ □	
微量白蛋白（即刻尿白蛋白与尿肌酐的比值）		mg/mmol 其他：__	□ □ □ □	
便常规			检查日期：□□□□年□□月□□日	
便常规			□ □ □ □	
心电图			检查日期：□□□□年□□月□□日	
心电图			□ □ □ □	

临床意义判定：1. 正常；2. 异常但无临床意义；3. 异常但有临床意义；4. 未查。

版本号：××　　　　版本日期：××××年××月××日

受试者筛选号 □□□	受试者姓名缩写 □□□□	药物编号 □□□	V4（第××±××天） □□□□年□□月□□日

××病的评价：　□痊愈　□好转　□无效

受试者是否归还研究药物？

□否→请说明原因：□丢弃　□忘记带回　□失访　□其他___________

□是→回收药量：□□（粒、片）　回收日期：□□□□年□□月□□日

药物是否有损耗？

□否

□是，损耗数量：□□（粒、片）

继上次访视以来是否有不良事件发生？

□ 无

□ 有→请填写《不良事件表》

整个试验期间有无急性肝损伤？

□ 无

□ 有→□肝细胞型 □胆汁淤积型 □混合型

和药物关系量表评分|_|_|分，同时请填写《不良事件记录表》

继上次访视以来有无合并用药？

□ 无

□ 有→请填写《合并用药表》。

填写者签名：___________　　签署日期：□□□□年□□月□□日

研究者签名：___________

版本号：××　　版本日期：××××年××月××日

受试者筛选号	受试者姓名缩写	药物编号	随访（末次访视××天后）
□□□	□□□□	□□□	□□□□年□□月□□日

是否进行了本次访视：

□否

□是，请填写下表。

××疗效评定表

证候/分级	（0分）	轻（1分）	中（2分）	重（3分）
××	□无	□**	□**	□**
××	□无	□**	□**	□**

**为具体表述的内容。

实验室检查随访：

□无　□有→请填写《异常值随访表》

上次访视以来是否有不良事件发生？

□ 无　□有→请填写《不良事件表》

继上次访视以来有无合并用药？

□ 无　□有→请填写《合并用药表》

填写者签名：＿＿＿＿＿＿　签署日期：□□□□年□□月□□日

研究者签名：＿＿＿＿＿＿

版本号：××　版本日期：××××年××月××日

受试者筛选号 □□□	受试者姓名缩写 □□□□	药物编号 □□□	异常值随访 治疗结束

项目	第一次随访			第二次随访		
	日期	结果	判定 1 2 3 4	日期	结果	判定 1 2 3 4
	□□□□年□□月□□日		□□□□	□□□□年□□月□□日		□□□□
	□□□□年□□月□□日		□□□□	□□□□年□□月□□日		□□□□
	□□□□年□□月□□日		□□□□	□□□□年□□月□□日		□□□□
	□□□□年□□月□□日		□□□□	□□□□年□□月□□日		□□□□
	□□□□年□□月□□日		□□□□	□□□□年□□月□□日		□□□□
	□□□□年□□月□□日		□□□□	□□□□年□□月□□日		□□□□
	□□□□年□□月□□日		□□□□	□□□□年□□月□□日		□□□□
	□□□□年□□月□□日		□□□□	□□□□年□□月□□日		□□□□

临床意义判定：1. 正常；2. 异常但无临床意义；3. 异常但有临床意义；4. 未查。

受试者筛选号 □□□	受试者姓名缩写 □□□□	药物编号 □□□	合并用药 治疗结束

试验期间是否有合并用药：□ 否 □ 是→请填下表

药品名称（商品名和通用名）	用药剂量（单位[1]）	频次[2]	途径[3]	适应证		开始日期（年/月/日）	结束日期（年/月/日）	末次就诊仍在使用 ☒
				AE 编号	其他			
						_ /_ /_	_ /_ /_	□
						_ /_ /_	_ /_ /_	□
						_ /_ /_	_ /_ /_	□
						_ /_ /_	_ /_ /_	□
						_ /_ /_	_ /_ /_	□
						_ /_ /_	_ /_ /_	□
						_ /_ /_	_ /_ /_	□
						_ /_ /_	_ /_ /_	□
						_ /_ /_	_ /_ /_	□
						_ /_ /_	_ /_ /_	□
						_ /_ /_	_ /_ /_	□

注（对应表格内填代写数字）：[1] 用药剂量，1. 克，2. 毫克，3. 微克，4.毫升，5. 其他（请详述）_____；[2] 频次，1. qd（每日 1 次），2. qn（每晚 1 次），3. bid（每日 2 次），4. tid（每日 3 次），5. qid（每日 4 次），6. qod（隔日 1 次），7. prn（必要时），8. 其他（请详述）_____；[3] 途径，1. 肌注，2. 吸入，3. 眼内，4. 静注，5. 口服，6. 皮下，7. 舌下，8. 外用，9. 直肠，10. 其他（请详述）___。

试验用药依从性总结

试验药物是否已全部归还：□是→请填下数量，□否→请选择具体原因，并完成下表				
□忘记带回 □丢 弃 □失 访 □其他				
发药总数量	剩余药物总量	耗损总数量	实际服药量	应服用药量
□□（粒/片/ml）	□□ （粒/片/ml）	□□ （粒/片/ml）	□□（粒/片/ml）	□□（粒/片/ml）

填写者签名：____________ 签署日期：□□□□年□□月□□日

研究者签名：____________

版本号：×× 版本日期：××××年××月××日

<table>
<tr><td rowspan="2">受试者筛选号
└┴┘-└┴┴┘</td><td rowspan="2">受试者姓名缩写
└┴┴┴┘</td><td rowspan="2">药物编号
└┴┴┘</td><td>不良事件</td></tr>
<tr><td>治疗结束</td></tr>
</table>

<table>
<tr><td rowspan="2">编号</td><td rowspan="2">不良事件名称</td><td rowspan="2">开始日期</td><td colspan="2">不良事件结局</td><td rowspan="2">严重程度（2）</td><td colspan="2">采取的措施</td><td rowspan="2">与研究药物的关系（5）</td><td colspan="2">是否为 SAE</td></tr>
<tr><td>已恢复正常或至基线水平</td><td>其他（1）</td><td>对研究药物的措施（3）</td><td>其他措施（如有），请填写（4）</td><td>否</td><td>是，SAE 具体类型（6）</td></tr>
<tr><td></td><td></td><td>└┴┴┴┘年
└┴┘月└┴┘日</td><td>└┴┴┴┘年
└┴┘月└┴┘日</td><td>└┘
日期：└┴┴┴┘年
└┴┘月└┴┘日</td><td>└┘</td><td>└┘</td><td>└┘………
……</td><td>└┘</td><td>□</td><td>└┘</td></tr>
<tr><td></td><td></td><td>└┴┴┴┘年
└┴┘月└┴┘日</td><td>└┴┴┴┘年
└┴┘月└┴┘日</td><td>└┘
日期：└┴┴┴┘年
└┴┘月└┴┘日</td><td>└┘</td><td>└┘</td><td>└┘………
……</td><td>└┘</td><td>□</td><td>└┘</td></tr>
<tr><td></td><td></td><td>└┴┴┴┘年
└┴┘月└┴┘日</td><td>└┴┴┴┘年
└┴┘月└┴┘日</td><td>└┘
日期：└┴┴┴┘年
└┴┘月└┴┘日</td><td>└┘</td><td>└┘</td><td>└┘………
……</td><td>└┘</td><td>□</td><td>└┘</td></tr>
<tr><td></td><td></td><td>└┴┴┴┘年
└┴┘月└┴┘日</td><td>└┴┴┴┘年
└┴┘月└┴┘日</td><td>└┘
日期：└┴┴┴┘年
└┴┘月└┴┘日</td><td>└┘</td><td>└┘</td><td>└┘………
……</td><td>└┘</td><td>□</td><td>└┘</td></tr>
<tr><td></td><td></td><td>└┴┴┴┘年
└┴┘月└┴┘日</td><td>└┴┴┴┘年
└┴┘月└┴┘日</td><td>└┘
日期：└┴┴┴┘年
└┴┘月└┴┘日</td><td>└┘</td><td>└┘</td><td>└┘………
……</td><td>└┘</td><td>□</td><td>└┘</td></tr>
</table>

（1）不良事件结局，其他	（2）严重程度	（3）对研究药物采取的措施	（4）其他措施	（5）与研究药物的关系	（6）SAE 具体类型
1=无变化 2=病情恶化 3=恢复/治愈 4=改善中/恢复中 5=恢复留有后遗症 6=死亡 7=未知	1=轻度 2=中度 3=重度	1=维持目前治疗 2=停止用药，退出研究 3=正常停药 4=增加剂量 5=减少剂量	1=无 2=住院或延长住院时间 3=合并用药，填写合并用药表格 4=其他，请在虚线处具体表述	1=肯定有关 2=很可能有关 3=可能有关 4=可能无关 5=肯定无关	1=导致死亡 2=危及生命 3=导致住院或延长住院时间 4=导致永久或显著的残疾/功能丧失 5=导致先天出生畸形 6=其他重要的医学事件

版本号：××　　　　　　　　　　　　　　版本日期：××××年××月××日

受试者筛选号	受试者姓名缩写	药物编号	试验完成、脱落情况
|_|_|-|_|_|_|	|_|_|_|_|	|_|_|_|	治疗结束

严重不良事件报告表（SAE）

是否有严重不良事件？□ 否　　□ 是　　若是，请填写下表

严重不良事件的报告人（请书写清晰）	
报告时间	|_|_|_|_|年|_|_|月|_|_|日
严重不良事件名称（字迹清晰）	
SAE 发生时间	|_|_|_|_|年|_|_|月|_|_|日|_|_|时|_|_|分（24 小时制）
SAE 特点	□ 1. 阵发性（发作次数：|_|_|_|_|）　□ 2. 持续性　□ 3. 其他______________
SAE 情况	□ 1. 导致住院　□ 2. 延长住院时间　□ 3. 伤残　□ 4. 功能障碍　□ 5. 影响工作能力 □ 6. 导致先天畸形　□ 7. 危及生命或死亡　□ 8. 其他______________
纠正治疗（如有，请记录《合并用药表》）	□ 无　□ 有
对试验用药采取的措施	□ 1. 剂量不变　□ 2. 减少剂量　□ 3. 暂停用药　□ 4. 停止用药 □ 5. 试验用药已结束　□ 6. 其他______________
与试验药物的关系	□ 1. 肯定相关　□ 2. 很可能相关　□ 3. 可能相关　□ 4. 可疑　□ 5. 不可能相关
SAE 转归	□ 1. 症状消失（后遗症：□ 无　□ 有）□ 2. 症状持续 □ 3. 死亡（死亡时间：|_|_|_|_|年|_|_|月|_|_|日）
症状消失日期和时间（如果症状仍存在，请勿填此栏）	|_|_|_|_|年|_|_|月|_|_|日|_|_|时|_|_|分（24 小时制）
该患者是否因为此严重不良事件退出试验	□ 否　□ 是
破盲情况	□ 未破盲　□ 已破盲（破盲时间：|_|_|_|_|年|_|_|月|_|_|日）

SAE 过程描述（包括症状、体征、实验室检查等）及处理的详细情况：

版本号：××　　　　版本日期：××××年××月××日

研究完成或脱落情况

受试者是否按方案要求完成整个临床研究？
是□，完成日期：|_|_|_|_|年|_|_|月|_|_|日
否□，脱落日期：|_|_|_|_|年|_|_|月|_|_|日

如提前退出，请选择退出试验的主要原因

1. 受试者自行退出	□
2. 研究者令其退出（依从性差、出现合并症、不良事件等）	□
3. 失访	□
4. 盲底泄露或紧急破盲的病例	□
5. 病情加重而退出者	□
6. 试验中出现了其他影响试验观察的病症	□
7. 观察期超过 3 天但未达到规定的观察周期，病情痊愈而退出试验者	□
8. 其他（请说明原因）：________________________	□

揭盲信息

试验过程是否进行揭盲：□否 □ 是，请填写以下信息

揭盲时间：|_|_|_|_|年|_|_|月|_|_|日

揭盲原因：____________________

填写者签名：__________ 签署日期：□□□□年□□月□□日

研究者签名：__________

版本号：×× 版本日期：××××年××月××日

受试者筛选号 |_|_|-|_|_|_|	受试者姓名缩写 |_|_|_|_|	药物编号 |_|_|_|	CRF 审核 治疗结束

研究者声明：

此病例报告已由我审阅，是真实、准确、完整无误的，原始资料齐全，包括了相应日期所进行的各项检查结果及评价。

研究者签名：________ 日期：□□□□年□□月□□日

监查员声明：

本人负责的××项目，已按 GCP 规定的监查员职责，审核并确认此 CRF 中所有项目的数据都是真实、完整和准确的，与原始资料相一致，所有错误或遗漏均已改正或注明。特此声明。

监查员签名：________ 日期：□□□□年□□月□□日

版本号：×× 版本日期：××××年××月××日

（邹 冲 刘 芳 殷俊刚）

第四节　药物临床试验总结报告

一、概述

药物临床试验的结果是批准药物注册上市决策的证据，应完整地表述临床试验的设计，真实地反映实施过程，严谨地统计试验结果，客观地分析风险与受益，保证药物临床试验结论在伦理合理性和结果科学性两方面都被接受。

二、撰写原则

1. 遵循临床试验相关法规　药物临床试验总结报告要遵循GCP、《药品注册管理办法》的要求，在技术方面还要参照《ICH三方协调指导原则》及2010版CONSORT声明、CFDA《化学药物临床试验报告的结构与内容技术指导原则》及《中药、天然药物临床试验总结报告的撰写原则》等法规的相关要求。

2. 反映遵循临床试验方案的实施过程　在总结报告中描述试验实施的过程，是否对试验方案进行修正等变化情况；如何建立质量控制体系，保证临床研究质量等。

3. 详细全面报告临床试验结果　临床试验总结报告不能人为有所选择，报告应包括临床研究的所有结果、研究者对临床研究结果的评价、对项目完成情况的总结和继续深化研究的展望，在报告中应详细全面地报告各组有效性和安全性指标的差异，不仅报告阳性结果，阴性结果也应全面报告。即使与研究预期结果有矛盾的现象、结果及数据也应客观反映，如无效、不良反应、失访情况等。阴性或相反结果可能就是真实结果，可以提示设计、实施等方面存在的缺陷，为进一步研究积累经验，所有的结果都应珍惜和利用。

4. 解释结果要有充分的理论依据，不可主观推测　应讨论各种研究结果。不仅要解释阳性结果，还要解释阴性结果，或者和预期相反的结果。即使研究未得出结果，也要进行讨论，分析原因。

5. 统计图表设计简单，清晰　数据用图、表有机结合，客观反映研究内容和结果。统计表简明、清晰、易懂，一般一个表只设计一个（或一类）内容，尽量避免把多个内容罗列在一个表格。统计图避免与表格重叠，两者各有所长。统计表可显示确切数据，而图可反映变化趋势、内部结构、分布状态等意义，对比强烈、直观。文字叙述和图表要合理配合，清楚表述。

三、总结报告撰写要点

（一）开头部分

开头部分内容应分页单列。

1. 封面标题　包括研究题目、试验药物、所研究的适应证、研究类型、研究编号、研究开始日期、研究完成日期、主要研究者（签名）、研究单位（盖章）、统计学负责人签名及单位盖章、药品注册申请人（盖章）、注册申请人、CRO的联系方式、报告日期、原始资料保存地点等。

2. 目录　列出整个临床试验报告的内容目录和对应页码。附录、列表或任何能够提供的病例报告形式的汇总和定位。

3. 研究报告摘要　对所完成的研究的摘要介绍，不能仅以文字和 P 来叙述，应包括表明结果的数字资料。如需要，应附有完成的各期临床试验一览表，内容包括药品申请注册申请人、研究药物、试验名称、研究人员、研究时间、研究目的、研究方法、受试者例数、入选与排除标准、试验药物信息、评价标准、统计方法、结果和讨论、报告日期等。

4. 伦理学相关资料　严格遵守《赫尔辛基宣言》《药物临床试验伦理审查工作指导原则》等人体医学研究的伦理准则，提供伦理委员会批准件，提供向受试者介绍的研究信息及受试者的知情同意书样本。

5. 试验研究人员与研究机构　列出临床试验主要研究人员的姓名、单位、在研究中的职责及其简历。主要研究人员包括主要研究者及各中心主要参加人员、统计学分析的负责人、临床试验报告的撰写人。

6. 缩略语　临床试验报告中所用的一系列缩写符、特殊的或不常用的术语或测量单位定义。拼写出缩略语，并在文中首次出现时标明其全称。

（二）正文部分

1. 引言　简要介绍研究的背景、科学意义和立项依据，说明研究药物开发的来龙去脉，与该研究相关的关键性信息，包括原理、目的、目标人群、治疗、阶段、初步终点等。

2. 试验目的　对特定试验目的的陈述（包括主要、次要目的）。注意具体说明本项试验的受试因素、受试对象、研究效应。明确试验要回答的主要问题，明确药品的临床定位，如治疗痛风的药物定位在止痛或消炎或降低尿酸等切入点。

3. 试验设计　按照执行的试验方案内容进行阐述。

（1）总体试验设计：对试验总体设计的依据、合理性进行讨论，具体内容应视设计特点进行有针对性的阐述，内容包括研究的患者群体及其所包括的患者例数、盲法设计、对照的种类、分配治疗方法、研究的阶段和进程。如试验过程中方案有修正，应说明原因、更改内容及依据。

（2）样本量：说明样本量估算的依据。提供样本含量的具体计算方法、计算过程及计算过程中所用到的统计量的估计值及其来源依据。

（3）设盲：需明确说明盲法的选择依据和具体实施步骤。说明受试对象、治疗实施者、结局评估者是否对其设盲。描述盲法的具体操作方式（如药瓶标记、用标签显示破损盲码、密封的编码表或信封、双模拟技术），破盲的前提条件（如严重的不良事件、泄密等），破盲操作程序及知晓患者盲码的人员。如果试验过程中需要非盲研究者（如允许他们调整用药）则应说明使其他研究人员维持盲态的手段。如果涉及数据安全监察委员会，说明保证全面揭盲的过程保密。如果研究为非盲法设计，应充分解释，如疗效指标为客观实验室数据等。

（4）随机：详细描述随机化分组的方法和操作，包括随机分配方案如何随机隐藏。并说明分组方法，如中心分配法、各试验单位内部分配法等。并在附件中提供随机编码（如果是双盲试验应提供编盲记录，多中心的研究应按中心分别列出）。如果未采用随机化分组，则应详细解释和说明用以有效克服系统选择性偏倚的其他技术措施。

（5）对照：设计的依据和方法。应描述对照的类型和对照的方法，并说明合理性。安慰剂对照试验，说明为何采用安慰剂对照，如目前无确定疗效的治疗方法，使用安慰剂对受试者不会产生严重后果等。在说明阳性对照药的选择依据时，应说明受试药品与对照药在功能和适应证方面的可比性。如采用交叉设计，对试验设计中涉及的药物的清洗期及给药间隔时间的合理性的考虑应进行说明。如果为历史对照，说明采用的其他历史经验是否加以检验。在临床试验报告的附件中应提供对照药的质量标准和说明书的复印件。

4. 病例选择　贯穿临床试验全过程，应阐述患者群体及选择标准，需要确定合理可行的入选标准、排除标准和终止标准。

（1）纳入标准：需要阐明目标疾病的诊断依据、疾病程度、人群年龄段及获取知情同意等。

（2）排除标准：入选研究的标准应具有特异性、提供合理性。如从安全性和试验管理便利性考虑的排除标准应进行说明。

（3）退出标准：根据具体品种和适应证的具体情况加以描述。注意描述方案规定的特定疾病条件，如达到一定严重程度或持续时间的疾病；特定检验、分级或体格检查结果；对治疗的失败或成功等加以分析。

（4）脱落情况：描述在治疗过程中的脱落情况及处理方式。

（5）剔除标准：应分析观察剔除患者的预定理由，对剔除的受试者的随访观察措施及随访时间也应进行描述。

5. 治疗方案

（1）试验药物的介绍：提供试验药物来源、主要处方组成（包括赋形剂）、规格、含量、批号、储藏方法等。

（2）分组方法：描述患者分组的特殊方法，如集中分配、界内分配、适应性分配，包括任何分层或打破方案计划。

（3）给药方案：说明给药途径和方式、给药次数及间隔、给药疗程、给药与用餐的关系。

（4）基础治疗：说明目标人群的特点，基础治疗选择的必要性，同步治疗如可能影响药物相互作用或直接的效果或研究终点，应加以讨论，并且应区分基础治疗和试验治疗的区别。

（5）合并用药：描述试验期间出现的合并用药情况，包括允许和禁止的合并用药情况，并进行说明。

（6）依从性：说明保证依从性的措施，如药物记录、患者日记卡、血尿药物浓度检测等手段。

6. 观察指标　阐明有效性和安全性指标检测的方法、检测次数及频率，描述一切对各种实验室检查或其他临床测量指标进行标准化或比较的技术。

（1）一般观察记录：包括人口学资料、生命体征或体格检查治疗等。

（2）结局指标：观察结局指标的依据、测量方法和观察时间点，说明提高测量可信度的方法。

（3）安全性观察指标：按照国家新药临床试验相关指导原则，选定安全性指标，同时设定试验药物特殊的安全性指标及监测时间点，如皮肤用药观察皮疹发生情况等。

7. 疗效与安全性评价标准　应明确描述主要疗效指标和次要疗效指标的评价标准及评价方法。不良事件的判定应参考国家相关不良事件判断的依据，描述不良事件是如何获取、如何判断及如何处理的。

8. 试验实施及质量管理　试验必须有全过程的质量控制，GCP 是实现质量控制的基本保证，应就质量控制体系和方法做出简要描述。在不同的试验中，易发生偏倚、误差的环节与因素可能各不相同，应重点陈述针对上述环节与因素所采取的质控措施。在附件中提交临床监查员的监查总结报告。

（1）对试验的管理体系进行描述。管理体系包括主要研究者、主要参加人员、指导委员会、管理/监查/评价人员、临床试验机构、统计分析人员、中心实验室设施、合同研究组织（CRO）及配送管理等。

（2）对指标测量的数据达到准确可靠的质量控制过程进行阐述，包括如何在临床试验过程中开展培训，提高研究人员方案的依从性，如何保证纳入人群的一致性，监查、稽查情况。

（3）说明在实施过程中有无样本量的变动。

（4）详细描述随机化分组的方法和操作，说明随机号码的生成方法，应在附件中提供随机表（多中心的研究应按各中心分别列出）。说明在试验过程中有无违背随机的情况，如有，其程度如何，是否对研究结果产生影响。

（5）描述盲法的具体操作方式，报告盲法实施的成功与否，在试验过程中有无揭盲情况并说明理由，说明整个试验结束时揭盲的规定和操作程序，如有泄盲的情况则应分析是否对研究结果产生影响。

（6）对试验用药的用法用量（包括剂量及其确定依据、给药途径、方式和给药时间安排）应详细描述。描述除试验药品外的其他药品的使用、禁用、记录情况及其规定和步骤，并评价其对受试药物的结果观察的影响，阐明如何区分和判断其与受试药物对观察指标的不同效应。描述保证受试者良好依从性的措施（如药品计数、日记卡、血/尿等体液标本中药物浓度测定、医学事件监测等）。

（7）描述实验室的质控措施包括主要观测指标标准操作规程。

9. 试验进行中方案的修改　试验过程中如果对试验方案进行了修改尤其是涉及风险的改变，如修改纳入标准、排除标准、药品剂量等均应有详细的说明，对更改的时间、理由、更改过程及有无获得伦理委员会批件或备案等情况详细阐述，必要时，应在揭盲前论证其对整个研究结果评价的影响。

10. 数据管理　数据的质量控制系统，包括试验源文件研究病历的设计、数据录入的一致性、数值范围和逻辑检查、盲态审核、数据锁定过程和具体措施、揭盲过程等。必要时，需提供质量控制的有关文件，如数据一致性检查、数值范围和逻辑检查的原始记录、盲态审核时的原始记录、研究者与监查员间交流的质疑表等。

11. 统计学分析

（1）根据统计计划书，描述统计方法。

1）描述统计分析计划和获得最终结果的统计方法。

2）应明确列出统计分析集（按意向性治疗原则确定的全分析集、符合方案集、安全性数据集）的定义、主要指标和次要指标的定义、各种指标的统计分析方法（为国内外所公认的方法和软件）、疗效及安全性评价方法等。

3）重点阐述如何分析、比较和统计检验及离群值和缺失值的处理，包括描述性分析、参数估计（点估计、区间估计）、假设检验及协变量分析（包括多中心研究时，中心间效应的处理）。

4）说明要检验的假设和待估计的处理效应、统计分析方法及所涉及的统计模型。处理效应的估计应同时给出可信区间，并说明计算方法。假设检验应明确说明所采用的是单侧还是双侧，如果采用单侧检验，应说明理由。

5）分析时对剔除的病例应解释原因并加以详细说明。对研究中任何统计方案的修订须进行说明。

（2）期中分析：说明有无期中分析。如进行期中分析，应按照所确定的试验方案进行并说明 α 消耗函数的计算方法。

12. 结果

（1）受试对象流程图：可以选择表或图的方式阐明受试对象纳入试验各阶段的数目和流失情况，纳入第一例到最后一例的时间段及随访情况。

对筛选而未入选或入组后脱落患者的病例要进行原因分析，如失访、不良事件、依从性差等，并说明退出后是否继续随访、退出时是否破盲等情况。

试验方案的严重偏离情况分析包括不符合入选标准但参加研究、受试者接受错误的治疗或不正确的剂量、受试者使用了方案禁止的合并用药情况。报告中应按中心列出以上分类并进行总结分析。

（2）基线比较：包括各组纳入病例的人口学资料、疾病因素、可能影响药物反应的其他因素等。通常采用列表或图表的方式比较，多采用全分析集（FAS）和符合方案集（PPS）进行分析，说明各组纳入分析的例数和退出/失访例数。评估在多中心研究中哪些是合适的，可比较的。应比较各中心间的基线均衡、组间基线均衡，如果基线不均衡，如何进行调整分析及结果等均应详细阐述。

1）人口统计学变量包括年龄、性别和种族等。

2）疾病资料包括适应证的病情、病程、目标疾病入选标准、分级和严重程度；表示预后的关键检查指标；合并疾病及治疗；既往病史、其他的试验影响因素及相关指标；依从性、合并用药、脱落率等。可能影响药物反应的其他因素，如体重、代谢状态、吸烟、饮酒、女性经期等。

3）除了提供实验室数据的图标外，单个患者的人口统计和基本数据（包括实验室数据），以及被剔除多中心研究的所有患者所同服的药物都应该在患者列表中列出，作为附件资料。

4）依从性分析：对每个受试者治疗的依从性进行总结和分析。

（3）效应分析：主要效应指标进行 FAS 分析和 PP 分析；次要效应指标进行 PP 分析；综合疗效分析进行 FAS 分析和 PP 分析；对治疗组的所有有效性指标进行比较。分析应当指出治疗间差异的大小、相关的可信区间、使用的范围和检验假设的结果，以总结性表和图描述。

1）结局和效应大小：报告每一次主要结局和次要结局，给出原始数据及分析结果，对持续性变量分析（如量表评分或血压数值测定）的时间过程应该描述。

2）亚组和校正分析：对事先说明的亚组和校正因素进行附加的资料分析，如设定不同年龄、体重、性别、疾病严重程度分层。

3）主要疗效指标和次要疗效指标比较处理组间差异，必要时对每个受试者进行利益/风险评估，如有可能，说明效应产生的时间过程。

4）协变量的调整：在报告中应阐述人口统计或基本测量的调整和选择、同服的药物或其他协变或预后的因素。调整的方法、分析的结果和有用的信息都应包括在有关统计方法中，并解释差异存在的原因。

5）中途退出或缺失资料的处理：由于研究时间、疾病性质、药物有效性和毒性，或与研究无关的退出等原因存在受试者脱落退出情况，对于随机化或至少所有经过了某些研究测量的受试者，虽然未完成试验，也应加以分析，包括中途退出的原因、退出的时间、在各个时间点的治疗组中中途退出的比例等，如中途退出人数较多，应重点分析。对缺失资料一般采用估算或推算资料的方法进行分析，需要在总结报告中说明。

6）中期分析：由于中期分析而可能导致结果的偏倚和增加Ⅰ类错误。因此，所有的中期分析都应在总结报告中说明。

7）多中心临床研究：多中心临床试验收集的数据应作为整体分析。分中心结果也应说明。如果中心有足够的样本，分中心单独的分析也有潜在价值。此时，应对各中心进行定性定量分析，并讨论各中心治疗的相互影响。如果中心间出现极端的或相反的结果，应当引起足够的重视，结合研究实施过程、患者特征、其他临床的因素加以分析讨论。

8）数据列表：应包括受试者编码、测量结果、依从性等。

9）量效关系：应进行对应的相关分析。如果每个患者使用的剂量是不同的，则应给出患者接受的实际剂量，并应有患者个体剂量的表格，以便检验量效关系。

10）药物间及药物疾病间相互作用：描述任何有关药效与同步治疗的情况，及药效与过去或同时伴随的疾病的关系。

11）效应指标的结论：要考虑到首要和次要的试验终点及不同的统计方法和探索性分析的结果。

（4）安全性指标及不良事件分析：首先描述用以评价安全性的指标，包括症状、体征、实验室检查项目及测定时点（日期、时间窗及其与用药、用餐是否有关系等）、测定方法、评价标准。安全性分析需要根据试验方案中明确的不良事件、重要不良事件、严重不良事件、预期不良反应、非预期不良反应等定义；描述临床试验中不良反应的性质、处理、记录、报告的规定。分析试验用药与不良事件的因果关系，确定不良事件严重程度的判定方法和标准。不良事件应通过报告主体中的表格和图形方式表达。安全性分析更注重个例分析，列出个例数据表格，以及对各个不良事件进行详细叙述。总结性表和图可以列出不良事件名称、不良事件与严重不良事件列表、不良事件与严重不良事件的描述、异常的实验室结果。

1）不良事件分析：对受试药和对照药的所有不良事件均应进行归类，并有详细的列表及分析，列表字段可包括受试者编号、年龄、性别、体重、不良事件名称、发生时间、结束时间、严重程度（轻、中、重）、试验用药时间、伴随治疗情况、处理措施（没有、减量、停止治疗、其他特殊治疗）、转归、因果关系等。按照不良事件的发生频度、严重程度及与用药的因果关系进行汇总分析，以合适的统计方法比较各组间的差异。只要使用过至少一次受试药物的受试者均应列入安全性分析集，包括以下三个方面。

A. 用药/暴露（exposure）的程度的分析。平均使用剂量（中位数或平均数表示）下有多少受试者可以结合用药/暴露剂量分析，用药/暴露 1 天、1 周或 1 个月等时间长度下有多少受试者可以将用药/暴露时间结合起来表示。

B. 受试组和对照组的不良事件的发生率比较分析。最好结合不良事件的严重程度及因果判断分类进行分析。必要时，应分析影响不良反应事件发生频率的可能因素（如时间依赖性、剂量或浓度、人口学特征等）。

C. 安全性有关的实验室检查的分析。根据专业判断，在排除无临床意义和与安全性无关的异常外，对异常有临床意义的实验室检查均应列表分析，并对其改变的临床意义及与受试药物的关系进行讨论。列表包括每项实验室检查治疗前后正常 / 异常改变频数表、个例具有临床意义的异常改变治疗前后测定值列表。

2）严重的不良事件分析：严重不良事件和主要研究者认为需要报告的重要不良事件应单列开进行总结和分析并附病例报告。附件中提供每个发生严重不良事件和重要不良事件的受试者的病例报告，内容包括病例编号、人口学特征、发生的不良事件情况（发生时间、持续时间、严重程度、处理措施、结局）和因果关系判断等。

3）临床实验室异常数据评估：所有安全性相关的实验室异常数据均以列表方式陈述，并附上所有患者的异常理化检查结果情况，对于有特殊意义的异常结果（有潜在临床重要性的异常结果），还应提供附加数据，如在其值的前后加上正常值数据。对于研究过程中每一个时间上的参数均应描述以下内容：组的平均值或中值、值的范围、异常值的患者数或有特定异常值的患者数（如上限的 2 倍、上限的 5 倍等，具体选择应有解释说明）。可使用图形方式，应讨论临床上重要的变化（由研究人员定义）。

4）安全性总结：归纳药品的总体安全性，并特别注意造成试验用药剂量改变、需要干预处理、危重情况、停药等事件。应分析是否存在高危因素的受试者个体或群体，如儿童、老年人或有药物代谢和排泄障碍的人群。

13. 试验小结

（1）有效性小结：通过主要和次要疗效指标的分析，简要小结受试药的有效性及临床意义。

（2）安全性小结：对受试药的总体安全性进行小结，重点关注导致给药剂量调整的、需给予其他治疗的、导致停药的或导致死亡的不良事件。阐述安全性问题对受试药临床广泛应用的可能意义。

14. 讨论　在参考各种表、图的基础上，结合研究的目的或假设，对试验方法、试验质量控制、统计分析方法进行评价，分析综合试验结果的统计学意义和临床意义。

应对试验的疗效和安全性结果及风险和受益之间的关系做出简要分析和讨论，其内容既不应该是结果的简单重复，也不应该引入新的结果。

讨论和结论应清楚地阐明新的或非预期的发现，评论其意义，并讨论所有潜在的问题，如有关检测之间的不一致性、受试药物临床使用应当注意的问题、受试药物疗效分析中可能存在的局限性等。结果的临床相关性和重要性也应根据已有的其他资料加以讨论。还应明确说明个别受试者或风险患者群的受益或特殊预防措施，及其对进行更深一步研究的指导意义。围绕药品的治疗特点，提出可能的结论、开发价值，讨论试验过程中存在的问题及对试验结果的影响。中药研究可探讨中医药理论对临床疗效和安全用药的指导作用，提倡进行证的疗效和疾病疗效的相关性分析。

15. 参考文献　列出有关的参考文献目录。

16. 附件　包括药物临床试验批件、病例报告表、随机编码、知情同意书样本、伦理委员会批件、统计计划书、统计分析报告、对照药物说明书、严重不良事件报告表、多中心临床试验的各中心小结表、临床试验流程图等。

模板 4.1　总结报告推荐模板（国内）

注册申报资料编号：××

药品名称：××

资料项目名称：随机双盲、剂量平行对照、多中心临床试验评价××药治疗××病（××型）的有效性和安全性Ⅱ期临床试验

总 结 报 告

研究编号：××

药品注册申请人（盖章）：××

研究开始日期：××年××月××日

研究完成日期：××年××月××日

主要研究者（签字）：××

研究负责单位（盖章）：××

药品注册申请人的联系人：××

联系电话：××

E-mail：××

通讯地址：××

邮　　编：××

报告日期：××年××月

原始资料保存地点：国家药物临床试验机构××医院

临床试验批准文号：××

报告题目：随机双盲、剂量平行对照、多中心临床试验评价××药治疗××病（××型）的有效性和安全性Ⅱ期临床试验报告

主要研究者声明：我已经阅读了该报告，确认本次试验严格按照临床研究方案和CFDA的有关法规完成，报告中的试验结果完全真实、有效。

临床研究负责单位 负责人签字：

××医院

负责人签字：________________ 日期：_____年____月____日

临床研究参加单位 负责人签字：

××医院

负责人签字：________________ 日期：_____年____月____日

××医院

负责人签字：________________ 日期：_____年____月____日

××医院

负责人签字：________________ 日期：_____年____月____日

统计分析单位 负责人签字：

××有限公司

负责人签字：________________ 日期：_____年____月____日

监查单位 负责人签字：

××有限公司

负责人签字：________________ 日期：_____年____月____日

执笔者签字：

执笔者签字：________________ 日期：_____年____月____日

目　　录

4.4.2 排除标准
4.4.3 剔除标准
4.4.4 退出试验的标准
4.5 对照方法及其依据
4.6 治疗过程
4.6.1 试验用药物规格及批号
4.6.2 药物包装
4.6.3 用药方法
4.6.4 药物清点
4.6.5 药物保存与发放
4.6.6 合并用药
4.7 疗效评价指标及方法
4.7.1 有效性评价指标
4.7.2 临床症状评定
4.8 安全性评价指标及方法
4.8.1 临床安全性评估
4.8.2 实验室安全性评估
4.9 质量控制与保证
4.10 数据管理
4.10.1 病例报告表的填写与移交
4.10.2 数据库的建立和数据的锁定
4.10.3 数据盲态审核与揭盲
4.11 统计学分析
4.11.1 分析集的选择
4.11.2 统计方法
4.11.3 统计软件与一般要求
4.11.4 期中分析
5. 试验结果
5.1 受试人群分析
5.1.1 病例分布
5.1.2 试验中对方案的偏离情况说明
5.1.3 可比性分析
5.1.4 依从性分析
5.1.5 合并用药情况
5.2 疗效评价
5.2.1 疗效分析
5.2.2 中医证候评分变化值
5.2.3 单项症状或体征消失率

5.2.4 生活质量分析
5.2.5 有效率分析
5.2.6 有效性小结
5.3 安全性分析
5.3.1 受试者服药情况分析
5.3.2 不良事件分析
5.3.3 与安全性有关的实验室检查
5.3.4 安全性小结
6. 讨论
7. 结论
8. 参考文献
9. 附件

缩略语

符号	定义	符号	定义
AE	不良事件	LEU	尿白细胞计数
ALP	碱性磷酸酶	LY	淋巴细胞计数
ALT	谷丙转氨酶	Max	最大值
ANOVA	方差分析	Mean	均数
ANCOVA	协方差分析	Median	中位数
AST	谷草转氨酶	Min	最小值
BIL	胆红素尿	NeU	中性粒细胞计数
CI	可信区间	PLT	血小板计数
CMH	Cochran-Mantel-Haensze 检验	PRO	尿蛋白
Cr	血肌酐	PPS	符合方案集
CRF	病例报告表	RBC	红细胞计数
ECG	心电图	γ-GT	谷氨酰转移酶
EOS	嗜酸粒细胞	SAE	严重不良事件
ERY	尿红细胞	SAS	统计分析系统
FAS	全分析集	SD	标准差
FDA	美国食品药品监督管理局	CFDA	国家食品药品监督管理总局
Fisher 法	Fisher 确切概率法	SOP	标准操作规程
GCP	药物临床试验管理规范	SS	安全数据集合
Glu	血糖	SSRI	症状积分下降指数
Hb	血红蛋白	SPT	皮肤点刺试验
HCG	妊娠试验	TBIL	总胆红素
ITT	意向性分析	UBG	尿胆原
IEC	伦理委员会	UpH	尿 pH
IgE	免疫球蛋白 E	UREA（BUN）	尿素
KET	尿酮体	WBC	白细胞计数

伦理学声明

一、伦理学原则

“随机双盲、剂量平行对照、多中心临床试验评价××治疗××病（××型）的有效性和安全性Ⅱ期临床试验”是严格遵守《赫尔辛基宣言》的人体医学研究的伦理准则和国家食品药品监督管理总局颁发的《临床试验质量管理规范》指导实施并顺利完成的。

二、伦理委员会

试验开始前，召开了方案讨论会，研究者将本研究方案、知情同意书、病例报告表等资料递呈××机构及伦理委员会，获得了书面批准。

三、知情同意书

本试验知情同意书遵从 GCP 和中国法律、法规的要求。

受试者在参加本试验之前由研究者负责对受试者讲解有关本试验的全部内容以保障受试者的合法权益，研究者向每例受试者告知本试验的目的、方法、参加本试验的受益、可能的风险及如果受到损害将获得及时的治疗和相应的补偿等内容，并使受试者确信同意参加本试验后有权随时退出，给受试者足够的时间考虑参加试验的意义，最后由受试者本人自行决定是否参加临床试验，并由受试者本人及试验负责医生在知情同意书上签字，并注明日期。知情同意签署一式两份，受试者和研究中心各保存一份。

受试者与试验相关的行为均在签署知情同意书后开始。

报 告 摘 要

1. 试验题目

随机双盲、剂量平行对照、多中心临床试验评价××药治疗××病（××型）的有效性和安全性II期临床试验

2. 临床批件文号

国家食品药品监督管理总局新药临床研究批件××

3. 主要研究者和临床试验单位

职责	临床研究中心及编号	研究者	职称
临床研究负责单位：	01 ××医院		
临床研究参加单位：	02 ××医院		
	03 ××医院		
*	04 ××医院		

4. 试验起止日期

试验开始日期：××年××月××日（第一例受试者筛选日期）。

试验结束日期：××年××月××日（最后一例受试者出组日期）。

5. 试验目的及观察指标

试验目的：初步评价××药治疗××病（××型）的有效性和安全性，并进行剂量探索。

疗效指标：××

安全性指标：××

6. 研究药物的功能主治

××药主要治疗××病。

7. 试验总体设计

本研究采用随机双盲、剂量平行对照、多中心II期临床试验，总疗程××天，分别于筛选期、基线、首次服药后××天、××天、××天进行访视，在末次服药后进行疗效评估。于末次服药结束后××天对临床症状消失的受试者进行电话随访。

8. 试验人群

试验人群为年龄在××～××岁、确诊为××病、病程大于××年、本次发病时间≤××周、符合中医××型辨证标准、自愿签署知情同意书的患者。

9. 给药方案

高剂量组：××；中剂量组：××；低剂量组：××。

10. 评价标准

疗效指标：××。

安全性指标：××。

11. 统计分析方法

计量资料：采用方差分析（ANOVA）、协方差分析（ANCOVA）、Kaplan-Meier 法分析，采用 LSD-t 检验、Log-Rank 检验进行组间两两比较。

计数资料：采用卡方检验；等级资料采用 CMH 法检验。

12. 基线可比性分析结果

治疗前三组之间××等一般资料均具可比性（*P*）。治疗前三组之间主要临床症状总积分、眼部伴随症状总积分、中医证候总积分均具有可比性（*P*）。

13. 有效性结果

14. 安全性结果

15. 结论

报 告 正 文

1. 试验题目

随机双盲、剂量平行对照、多中心临床试验评价××药治疗××病（××型）的有效性和安全性Ⅱ期临床试验报告。

2. 前言

2.1 受试药品研究背景

2.1.1 配方来源

2.1.2 处方组成

2.1.3 功能主治

2.1.4 适应证

2.1.5 药物临床前研究

2.1.5.1 药学研究

2.1.5.2 药理及药效学研究

2.1.5.3 毒理试验

（1）急性毒性试验

（2）长期毒性试验

2.2 研究单位及研究者

2.3 目标适应证和受试人群、治疗措施

2.3.1 目标适应证

2.3.1.1 ××病的西医诊断

2.3.1.2 ××病（××型）的中医诊断

2.3.2 ××病的治疗措施及治疗效果

2.4 受试者样本量

2.5 试验的起止日期

2.6 CFDA 批准临床试验的文号

2.7 制订试验方案所遵循的原则、设计依据

2.7.1 设计依据

2.7.2 遵循的原则

2.8 申办者与临床试验单位之间有关特定试验的协议或会议

2.8.1 专家咨询会

2.8.2 方案讨论会

2.9 临床试验经过及结果简要说明

3. 试验目的

4. 试验方法

4.1 试验设计

4.1.1 剂量设计

4.1.2 试验受试者例数与分组

试验分组及受试者例数

组号	受试人数	给药期

4.1.3 各研究中心病例数分配

各研究中心分配病例数及药物编号

中心编号	研究中心名称	病例数	药物编号

4.2 随机化设计

4.3 设盲水平

4.3.1 药物编盲

4.3.2 破盲

4.3.3 揭盲

4.4 研究对象

4.4.1 入选标准

4.4.2 排除标准

4.4.3 剔除标准

4.4.4 退出试验的标准

4.4.4.1 研究者决定的退出

4.4.4.2 受试者原因退出试验

4.5 对照方法及其依据

4.6 治疗过程

4.6.1 试验用药物规格及批号

4.6.2 药物包装

4.6.3 用药方法

4.6.4 药物清点

4.6.5 药物保存与发放

4.6.6 合并用药

4.7 疗效评价指标及方法

4.7.1 有效性评价指标

（1）××主要症状评分变化值

（2）主要××症状评分下降指数，即变化率。症状积分下降指数[symptom score reducing index，SSRI=（Σ1–Σ2）/Σ1]，其中Σ1为用药前症状积分，Σ2为用药后症状积分。

（3）××症状评分变化值。

（4）局部体征（××）评分变化值。

（5）中医证候评分变化值。

（6）单项症状消失率。

（7）症状缓解时间。定义：受试者用药前≥2分的鼻部主要症状，从首次服药达到≤1分的时间。

（8）生活质量变化值。

4.7.2 临床症状评定

在筛选期、基线、首次服药后××周、××周访视及末次服药后××周，研究者对受试者××症状、中医辨证各评定一次。

××症状评分标准（参考××标准）

症状	程度	临床表现	计分	症状	程度	临床表现	计分
××	正常	××	0	××	正常	××	0
	轻度	××	1		轻度	××	1
	中度	××	2		中度	××	2
	重度	××	3		重度	××	3

局部体征（××检查）评分标准（××诊治原则和推荐方案）

程度	检查所见	计分
正常	正常	0
轻度	××	1
中度	××	2
重度	××	3

4.8 安全性评价指标及方法

4.8.1 临床安全性评估

通过受试者自发报告或医师直接观察或通过非诱导的方式询问受试者有关不良事件情况，评价其临床安全性。

4.8.2 实验室安全性评估

将根据治疗前后所进行血常规、肝功五项、肾功能、血糖、尿常规、大便常规、心电图检查等结果，以评价其安全性。

4.9 质量控制与保证

本研究过程中，由申办者指派的临床监查员定期进行现场监查访问，以保证研究方案的所有内容都得到严格遵守和填写研究资料的正确。

（1）研究开始前召开研究中心启动会，对参加研究人员统一培训，以统一记录方式与判断标准。

（2）整个临床试验过程均在严格的盲态下进行。

（3）研究者按病例报告表填写要求，如实、详细、认真记录 CRF 中各项内容，确保病例报告表内容真实、可靠。

（4）实验室检查的异常判断标准，以检查单位的正常参考范围为准。如实验室检查值异常变化，研究者应通知受试者在一周内复查，并将复查结果记录于 CRF 中，以复查结果为准进行临床判断。

（5）临床试验中所有观察结果和发现都应加以核实，以保证数据的可靠性，确保临床试验中各项结论来源于原始数据。在临床试验和数据处理阶段均有相应的数据管理措施。

（6）针对可能发生的脱落，积极采取措施，控制病例脱落率在 20%以内。

（7）受试者服药依从性的管理，由研究单位和申办单位委派专人负责。

（8）各研究医院严格掌握其单位的质量控制标准，临床监查员定期进行监查。

4.10 数据管理

4.10.1 病例报告表的填写与移交

全部病例，无论是符合试验方案的病例还是脱落病例，均按本方案规定，在完整准确书写原始记录的基础上，由研究医生认真填写病例报告。

完成的病例报告表由临床监查员核查，并由各中心研究者签名后，将研究资料递交各研究中心药物临床试验机构进行质量控制。于××年××月至××月由监查员分批将各研究中心病例报告表第一联移交数据管理员，进行数据录入与管理工作。第一联移交后，病例报告表的内容不再做修改。

4.10.2 数据库的建立和数据的锁定

建立数据库：由承担本研究的统计单位负责建立数据库及全部数据的录入工作，采用 DAS 电子化数据管理系统（DAS for eCDM）进行数据管理工作，数据管理员根据研究方案、CRF 构建数据库，同时对数据有效性进行逻辑核查设置，并对研究者和监查员开放系统访问权限，以便核查数据和解答疑问。

数据录入与双份核查：数据管理单位收到 CRF 后，由数据管理员进行独立双份录入，并进行双份核查，对录入不一致的结果，对照 CRF 逐项核查、更正。再随机抽取若干份病例报告表和数据库中的数据进行人工比较，以确保数据库中的数据与原始 CRF 中的结果一致。

数据录入的同时发出疑问，由研究者在线或离线逐一解答。系统中所有数据疑问解决后，“清洁”数据导出，交统计人员。

4.10.3 数据盲态审核与揭盲

××年××月××日由主要研究者、申办者、统计分析人员在盲态下对数据进行数据审核。数据审核会后锁定数据库并进行第一次揭盲。

4.11 统计学分析

4.11.1 分析集的选择

（1）全分析集（FAS）：指合格病例和脱落病例的集合，但不包括剔除病例。对基线分析和人口学特征等做可比性分析。主要疗效指标缺失时，根据意向性分析（intention to treat，ITT），用前一次结果结转。可比性分析和次要疗效指标的缺失值不做结转（data-carry-forward），根据 FAS 中实际获得的数据分析。

（2）符合方案集（PPS）：指符合纳入标准、不符合排除标准、完成治疗方案的病例集合，即对符合试验方案、依从性好、完成 CRF 规定填写内容的病例进行分析（PP 分析）。PP 分析主要用于主要疗效指标。

（3）安全数据集（SS）：至少接受一次治疗且有安全性指标记录的实际数据。安全性缺失值不得结转；纳入可做评价的部分剔除病例，如年龄超过纳入标准的病例，但不包括使用禁用药物导致无法做安全性判断的病例。不良反应的发生率以安全集的病例数作为分母。

4.11.2 统计方法

（1）病例入组分析：列出总体和各中心入选及完成病例数，确定三个分析数据集（FAS、PPS、SS）。列出脱落与剔除病例及其原因。

（2）人口学资料及基线分析：描述性统计人口学资料及其他基线特征值，连续变量计算其例数、均值、标准差、中位数、最小值和最大值计数、等级资料计算频数及构成比。

（3）疗效分析：主要××症状评分变化值采用方差分析（ANOVA）估算结果，并将列出多中心结果，采用协方差分析（ANCOVA），以组别和中心作为固定效应（fixed effect），基线值作为协变量（covariate）。主要××症状评分实测值和变化率采用方差分析（ANOVA）比较组间差别，方差分析（ANOVA）差异有统计学意义（$P\leqslant0.05$）时，采用 LSD-t 检验进行组间两两比较。局部体征（××检查）评分实测值和变化值采用方差分析（ANOVA）比较组间差别，方差分析（ANOVA）差异有统计学意义（$P\leqslant0.05$）时，采用 LSD-t 检验进行组间两两比较。单项症状体征消失率，采用卡方法比较组间差别。

（4）安全性分析：计算不良事件发生率；计算不良反应发生率；分系统列出不良反应发生的频率和频数，计算百分比；各种不良事件病例的详细列表；各种不良反应病例的详细列表；实验室指标、心电图在试验后“正常转异常”或“异常加剧”的例数和转异率；列出实验室指标、心电图异常病例和临床解释。

4.11.3 统计软件与一般要求

用××统计分析软件进行统计分析。所有的统计检验均采用双侧检验，$P\leqslant0.05$ 将被认为所检验的差别有统计学意义。详细的统计方法将在统计分析计划中提供。

4.11.4 期中分析

本试验未进行期中分析。

5. 试验结果

5.1 受试人群分析

5.1.1 病例分布

试验共入组××病例×× 例，进入 SS 人群。完成试验××例，其中××例受试者进入 PPS 人群；××例剔除；××例因外地出差无法按时随访，在外院完成检查。

病例分布

	A 组	B 组	C 组
		汇总	
入组病例	××	××	××
PPS	××	××	××
FAS	××	××	××
SS	××	××	××
		中心××	
		中心××	

未入 PPS 病例列表

分组	中心	药物号	完成试验	原因	FAS	SS
××组	1	××	××	××	√	√
××组	1	××	××	××	√	√

5.1.2 试验中对方案的偏离情况说明

（1）××

（2）××

5.1.3 可比性分析

治疗前三组之间年龄、体重、性别、生命体征、病程、诱因等一般资料均具可比性（$P>0.05$）。治疗前三组之间主要临床症状总积分、伴随症状总积分、中医证候总积分均具有可比性（$P>0.05$）。

年龄、体重、性别及生命体征组间分析

	年龄（岁）	体重（kg）	性别	体温（℃）	脉搏（次/分）	呼吸（次/分）	收缩压（mmHg）	舒张压（mmHg）
方法	ANOVA	ANOVA	R^*C 卡方	ANOVA	ANOVA	ANOVA	ANOVA	ANOVA
P	××	××	××	××	××	××	××	××

病程、诱因及××症状体征组间分析

	病程（月）	诱因	××症状总积分	××	××	××	××	××
方法	Wilcoxon	R^*C 卡方	ANOVA	CMH 卡方	CMH 卡方	CMH 卡方	CMH 卡方	CMH 卡方
P	××	××	××	××	××	××	××	××

××症状及中医证候组间分析

	××	××	××	××	××	××	××	××	证候总积分
方法	CMH 卡方	CMH 卡方	CMH 卡方	ANOVA	R^*C 卡方	R^*C 卡方	R^*C 卡方	R^*C 卡方	ANOVA

续表

	××	××	××	××	××	××	××	××	证候总积分
P	××	××	××	××	××	××	××	××	××

5.1.4 依从性分析

（1）依从性计算方法

服药依从性=实际服药丸数/××天应服药丸数×100%

（2）服药依从性分析

A、B、C 三组中服药依从性在 80%～120%的病例所占的比例依次为××%、××%、××%，R*C 卡方的 *P* 为××（>0.05），故三组间服药依从性无统计学差异。

依从性分析

	A 组 *N*（%）	B 组 *N*（%）	C 组 *N*（%）	统计量	*P*	方法
服药在 80%～120%	××（××）	××（××）	××（××）	××（××）	××（××）	R*C 卡方
服药不在 80%～120%	××（××）	××（××）	××（××）			
合计	××（××）	××（××）	××（××）			

5.1.5 合并用药情况

A、B、C 三组无合并用药的受试者比例分别为××例（××%）、××例（××%）、××例（××%），组间比较无统计学意义（*P*>0.05），三组间的合并用药无差异。

试验期间有合并用药者××例，其中 A 组、C 组各××例，分别因××。

试验期间合并用药

	A 组 *N*（%）	B 组 *N*（%）	C 组 *N*（%）	统计量	*P*	方法
无	××（××）	××（××）	××（××）	××	××	R*C 卡方
有	××（××）	××（××）	××（××）	××	××	
合计	××（××）	××（××）	××（××）	××	××	

5.2 疗效评价

5.2.1 疗效分析

主要××症状评分

主要××症状评分历时性变化

		Mean±SD			
		A 组	B 组	C 组	*P*
PPS	*N*	××	××	××	

续表

		Mean±SD			
		A 组	B 组	C 组	*P*
FAS	0d	××	××	××	
	××d	××	××	××	
	××d	××	××	××	
	N	××	××	××	
	0d	××	××	××	
	××d	××	××	××	
	××d	××	××	××	

主要××症状评分（2××）与基线变化值（后-前）多中心分析

		PPS			FAS		
		A 组（*n*=×）	B 组（*n*=×）	C 组（*n*=×）	A 组（*n*=×）	B 组（*n*=×）	C 组（*n*=×）
Mean±SD	总	××	××	××	××	××	××
	中心 1	××	××	××	××	××	××
	中心 2	××	××	××	××	××	××
	中心 3	××	××	××	××	××	××
	中心 4	××	××	××	××	××	××
	中心 5	××	××	××	××	××	××
		PPS			FAS		
		A∶B	A∶C	B∶C	A∶B	A∶C	B∶C
P	总	××	××	××	××	××	××
	中心 1	××	××	××	××	××	××
	中心 2	××	××	××	××	××	××
	中心 3	××	××	××	××	××	××
	中心 4	××	××	××	××	××	××
	中心 5	××	××	××	××	××	××

5.2.2 中医证候评分变化值

与基线相比，服药××天后 A、B、C 组中医证候评分分别下降××±××、××±××、××±××，三组两两比较有统计学差异（$P<0.05$）。

中医证候评分实测值历时性变化（组间比较和组内前后分析）

		PPS			FAS		
		A 组（*n*=××）	B 组（*n*=××）	C 组（*n*=××）	A 组（*n*=××）	B 组（*n*=××）	C 组（*n*=××）
Mean±SD	0d	××	××	××	××	××	××
	××d	××	××	××	××	××	××
	××d	××	××	××	××	××	××

续表

		PPS			FAS		
		A∶B	A∶C	B∶C	A∶B	A∶C	B∶C
P	××d	××	××	××	××	××	××
	××d	××	××	××	××	××	××

5.2.3 单项症状或体征消失率

（1）主要××症状消失率分析：服药××天后，A、B、C 三组间主要××症状的单项症状消失率分别为××%、××%、××%。

（2）局部体征消失率：A、B、C 三组局部体征消失率分别为××%、××%、××%。A、B 组较 C 组对局部症状消失率有明显差异（$P<0.05$）。

局部体征（××）消失率分析（××天）（PPS）

	A 组 *N*（%）	B 组 *N*（%）	C 组 *N*（%）	统计量	*P*	方法
消失	××	××	××	××	××	卡方（A∶B）
未消失	××	××	××	××	××	卡方（A∶C）
合计	××	××	××	××	××	卡方（B∶C）

5.2.4 生活质量分析

服药××天 A、B、C 三组生活质量改善程度为Ⅱ级的比例依次为××%、××%、××%，三组之间两两比较差异具有统计学意义（$P<0.05$）。从图中可以看出，××。

5.2.5 有效率分析

参照《××方案》中根据症状和体征对××的疗效的评定标准，即（治疗前总分–治疗后总分）/治疗前总分×100%，≥66%为显效，25%～65%为有效，≤25%为无效。

服药××天，A 组显效率××%，B 组××%，C 组××%，三组间两两比较差异有统计学差异（$P<0.05$）。总有效率：A 组××%，B 组××%，C 组××%，A、B 组较 C 组有统计学意义（$P<0.05$）。FAS 与 PPS 结果一致。

主要××症状+局部体征的积分多中心分析（PPS）

中心	分组	合计	显效	有效	无效	显效率	总有效率
汇总							
	A 组						
	B 组						
	C 组						
中心 1							
中心 2							
中心 3							

5.2.6 有效性小结

PPS人群中，随着治疗时间的延长，A、B、C三组的主要××症状，伴随症状、局部体征评分均有所改善。服药××周：主要××症状总积分A组降低××分，B组降低××分，C组降低××分，三组间差异均有统计学差异（$P<0.05$）；服药××周后，三组的××伴随症状、局部体征及生活质量也均有所改善，A、B组较C组有明显的统计学差异，A组有优于B组的趋势。各中心结果一致，PPS与FAS结果一致。本研究中主要××症状均消失的受试者A组××例，B组××例，C组××例。

以上结果表明本品治疗××病（××型），能有效地改善××等临床症状，改善受试者生活质量，试验剂量范围内具有明显的量效关系，症状缓解时间A组早于B组。

5.3 安全性分析

5.3.1 受试者服药情况分析

A、B、C三组中服药依从性在80%～120%的病例所占的比例依次为××%、××%、××%，R^*C卡方的P为××（>0.05），三组间服药依从性差异无统计学差异。服药依从性不影响本研究的有效性及安全性分析。其中依从性差的受试者××例，A组××例因不良事件退出，其余××例受试者服药依从性差的原因均为受试者服药××周时因疗效不明显或其他原因要求退出试验。

5.3.2 不良事件分析

本试验发生不良事件：A组××例（××%），B组××例（××%），C组××例（××%），三组间比较差异无统计学意义（$P>0.05$）。

不良事件分析

	A组 *N*（%）	B组 *N*（%）	C组 *N*（%）	统计量	*P*	方法
无						
有						
合计						

不良反应分析

	A组 *N*（%）	B组 *N*（%）	C组 *N*（%）	统计量	*P*	方法
无						
有						
合计						

不良事件详细列表

分组	中心	药物号	名称	发生时间	程度	采取措施	对剂量影响	与试验药关系	结局	退出试验	是否为SAE
A组											
B组											
C组											

不良反应详细列表

分组	中心	药物号	名称	发生时间	程度	采取措施	对剂量影响	与试验药关系	结局	退出试验	是否为SAE
A 组											
B 组											
C 组											

5.3.3 与安全性有关的实验室检查

对比受试者治疗前后的血常规、尿常规、肝肾功能、血糖、大便常规、心电图等检查结果，三组间差异无统计学差异。

血常规指标治疗前（0wk）与治疗后转正（异）列表

白细胞	N（缺失）	正/正（%）	正/异（%）	异/正（%）	异/异（%）
A 组					
B 组					
C 组					

治疗后××（μmol/L）异常值详细列表

分组	中心	药物号	用药前值	用药前判断	用药后值	用药后判断
A 组						
B 组						
C 组						

5.3.4 安全性小结

本品服用方便，受试者依从性良好。

本试验发生不良事件：A 组××例（××%），B 组××例（××%），C 组××例（××%），三组间比较差异无统计学意义；所有不良事件均为轻度，其中判定与试验药物可能有关的不良事件××例；本试验未发生严重不良事件。

对比受试者治疗前后的血常规、尿常规、肝肾功能、血糖、大便常规、心电图等检查结果，本品对心、肝、肾功能及血糖无明显影响。表明本品具有较好的安全性。本次临床试验结果与该品种所进行的临床前毒理学研究结果相一致。

6. 讨论

××临床研究中，随机入组××例，纳入 PPS 集××例，设高、中、低三个剂量组，经××药物治疗××天，A、B、C 组主要××症状评分分别降低××分、××分、××分；下降指数分别为××、××、××。

本药治疗××病（××型）能明显缓解临床症状，改善生活质量，量效关系明显，中位整体症状缓解时间为××天，较 B 组提前××天。

本药试验剂量范围的安全性良好，三组不良事件发生率分别为××%、××%、××%，三组间无明显差异（$P>0.05$）。A、B 组无不良反应。对比治疗前后心电图结果显示，三组均无明显的心电图异常改变。

7. 结论

使用××药治疗××病（××型）患者，能明显缓解临床症状，量效关系明显。该品种服用方便，服用后不良事件发生率低，受试者依从性良好。整个临床试验期间未见明显不良反应。

建议进一步开展III期临床研究，推荐剂量为××。

8. 参考文献

××

9. 附件

（1）国家食品药品监督管理总局的临床研究批件。

（2）最终的病例报告表（样表）。

（3）药品的随机编码（如果是双盲试验应提供编盲记录）。

（4）独立伦理委员会批件、知情同意书样稿。

（5）阳性对照药的说明书、质量标准，受试药品（如为已上市药品）的说明书。

（6）盲态核查报告及揭盲和紧急破盲记录。

（7）统计计划书和统计分析报告。

（8）临床监查员的最终监查报告。

（9）严重不良事件及主要研究者认为需报告的重要不良事件的病例报告。

（10）临床试验的流程图。

（11）多中心临床试验各中心小结表。

模板 4.2　总结报告模板（ICH）

1. 题目封页
2. 内容目录
3. 概述
4. 伦理学
   4.1 伦理委员会（IEC）或研究评价机构（IRB）
   4.2 实施本研究过程中的伦理
5. 研究人员和研究管理结构
6. 名词缩写和定义
7. 引言
8. 研究目的
9. 研究计划
   9.1 研究设计和研究计划描述
   9.2 对研究设计的讨论，包括如何选择对照组
   9.3 研究人群的选择
      9.3.1 入选标准
      9.3.2 排除标准
      9.3.3 从治疗或评价中剔除受试者标准
   9.4 治疗
      9.4.1 治疗的给药方案
      9.4.2 研究药物的描述
      9.4.3 受试者分配到治疗组的方案
      9.4.4 研究中所用剂量选择概述
      9.4.5 每个受试者的剂量选择和给药时间
      9.4.6 盲法
      9.4.7 进入试验前和试验期间的相伴用药
      9.4.8 治疗依从性
   9.5 有效性和安全性变量
      9.5.1 有效性和安全性变量评价及时间流程
      9.5.2 测定方法的合理性
      9.5.3 主要有效性变量
      9.5.4 药物浓度的测定
   9.6 数据的质量保证
   9.7 设计书中计划的统计学方法和样本大小
      9.7.1 统计和分析

9.7.2 样本大小
9.8 实施过程中研究计划或分析计划的改变
10. 研究
10.1 受试者的配置
10.2 偏离方案的受试者情况
11. 有效性评价
11.1 所分析的数据集
11.2 人口学和其他基线特征
11.3 治疗依从性的度量
11.4 有效性结果和受试者数据列表
11.4.1 有效性分析
11.4.2 统计分析
（1）调节协方差
（2）退出者或缺失数据处理
（3）中期分析和数据监控
（4）多中心研究
（5）多重比较/多重性
（6）受试者的有效性“子集”（subset）
（7）证明等效性的阳性对照研究
（8）亚组检查
11.4.3 受试者反应数据列表
11.4.4 药物剂量、药物浓度与反应的关系
11.4.5 药物-药物和药物-疾病相互作用
11.4.6 按受试者列出数据
11.4.7 有效性结论
12. 安全性评价
12.1 暴露程度
12.2 不良反应事件
12.2.1 不良反应事件的简述
12.2.2 不良事件总表
12.2.3 不良事件分析
12.2.4 不良事件详细列表（按研究人员和治疗组）
12.3 死亡、其他严重不良事件、其他有意义的不良事件
12.3.1 死亡、其他严重不良事件、其他有意义的不良事件列表
（1）死亡
（2）其他严重不良事件
（3）其他有意义的不良事件
12.3.2 死亡、其他严重不良事件、其他有意义的不良事件的描述

12.3.3 死亡、其他严重不良事件、其他有意义的不良事件的分析和讨论
12.4 临床实验室评价
12.4.1 按受试者列出实验室测定值和异常的实验室值
12.4.2 实验室参数评价
（1）试验中不同事件的实验室测定值
（2）（各治疗组）个体受试者的实验室值变化
（3）有临床意义的异常值
12.5 生命指征、体检发现和其他有关安全性的观察
12.6 安全性结论
13. 讨论和结论
14. 在前面没有列入的有关图、表
14.1 人口学数据
14.2 有效性数据
14.3 安全性数据（摘要）
14.3.1 不良事件
14.3.2 死亡、其他严重不良事件、其他有意义的不良事件列表
14.3.3 死亡、其他严重不良事件、其他有意义的不良事件的描述
14.3.4 异常实验室测定值（每个受试者）
15. 参考文献
16. 附件
16.1 研究资料
16.1.1 试验方案和试验方案修改
16.1.2 病例报告表（该试验的特殊部分）
16.1.3 IEC 或 IRB 的成员姓名，受试者须知和知情同意书样本
16.1.4 主要研究人员和其他重要参加者的简历或与完成该临床试验有关的培训和经验
16.1.5 主要研究人员或协调研究员或申办方的医学代表签字
16.1.6 当试验药品不是同一批号时，列出接受各批药物的受试者名单
16.1.7 随机程序和受试者编码
16.1.8 稽查员证明书
16.1.9 统计方法文件
16.1.10 所用的实验室的标准化程序和质量保证程序
16.1.11 根据本研究发表的出版物
16.1.12 在报告中所参考的重要出版物
16.2（受试者）数据列表
16.2.1 中途退出（受试者）
16.2.2 违反试验设计（受试者）
16.2.3 从有效性分析剔除的对象

16.2.4 人口学数据

16.2.5 依从性和（或）药物浓度数据（如果有）

16.2.6 个体有效性反应数据

16.2.7 不良事件列表（每个受试者）

16.2.8 根据主管部门要求，提供个体实验室测定值

16.3 病例报告表

16.3.1 死亡（受试者）的全套病例报告表；其他严重不良事件和中途退出（受试者）的不良事件报告表（AE）

16.3.2 其他病例报告表

16.4 各种（受试者）数据列表（归档列表）

（邹　冲　刘　芳　殷俊刚）

第二章　药物临床试验机构质量管理

第一节　药物临床试验机构条件与建设

一、概述

临床试验源数据大多来源于实施临床试验的医疗机构，因此医疗机构的设施与条件、研究者的资格、医疗与临床试验的资源应满足安全有效地进行临床试验的需要，才能为临床试验提供完整可靠的源数据。2004 年 CFDA 根据《中华人民共和国药品管理法》《中华人民共和国药品管理法实施条例》，制定了《药物临床试验机构资格认定办法（试行）》。办法中指出：药物临床试验机构资格认定是指资格认定管理部门依照法定要求对申请承担药物临床试验的医疗机构所具备的药物临床试验条件，包括药物临床试验机构的组织管理、研究人员、设备设施、管理制度、标准操作规程等进行系统评价，做出其是否具有承担药物临床试验资格决定的过程。

CFDA 2017 年第 53 号公告《关于鼓励药品医疗器械创新改革临床试验管理的相关政策》（征求意见稿）中提及临床试验机构资格认定改为备案管理，取消临床试验机构的资格认定，具备临床试验条件的医疗机构在食品药品监管部门指定网站登记备案后，均可接受申请人委托开展临床试验。同时指出，临床试验机构实施备案管理后，食品药品监管部门要加强对临床试验项目进行现场检查，检查结果向社会公开。CFDA 2017 年第 63 号公告《关于药物临床试验数据核查有关问题处理意见》指出：研究者对临床试验数据真实性、完整性、规范性承担直接法律责任；临床试验机构是药物临床试验项目直接管理者，对临床试验数据的真实性、完整性和规范性负有管理监督责任。

2017 年我国成为 ICH 成员国，标志着我国的药物临床试验质量管理将要按照更高的要求和标准实施，不断提高药物临床试验的质量将是永恒的目标。

因此，无论国内的药物临床试验机构是否需要资格认定，临床试验的医疗机构仍然需要“具备临床试验条件”且符合 GCP 的相关规定，不断加强药物临床试验质量管理，完善质量控制体系，才能保证药物临床试验高质量、高标准进行。

二、机构条件

按照国家食品药品监督管理总局的相关规定，承担药物临床试验的医疗机构应具备但不限于以下条件。

（1）已取得医疗机构执业许可。

（2）具有与承担药物临床试验相适应的诊疗技术能力。

（3）具有急危重症诊疗的设施设备、人员配备与处置能力。

（4）具有承担药物临床试验的组织管理机构和人员。

（5）具有与药物临床试验相适应的独立的办公场所、临床试验用药房、资料室及必要的设备设施。

（6）具有与药物临床试验相适应的医技科室。

（7）具有药物临床试验管理制度和标准操作规程。

（8）具有防范和处理药物临床试验中突发事件的管理机制和措施。

（9）具有经过药物临床试验技术与相关法规的培训、能够承担药物临床试验的研究人员。

（10）具有与承担药物临床试验相适应的床位数和受试者人数。

（11）具有能够承担药物临床试验伦理审查任务的伦理委员会。

三、机构建设

医疗机构进行药物临床试验必须对医疗机构的基本条件、医疗机构内药物临床试验管理部门、实施临床试验的专业科室、临床试验相关辅助科室及实验室、医疗机构内伦理委员会进行软件、硬件的建设，才能满足GCP和相关法规的要求。

（一）机构部分

1. 医疗机构

（1）具有与承担药物临床试验相适应的诊疗技术能力，医疗技术水平与质量处于本地区前列。

（2）具有急危重症诊疗的设施设备、技术梯队与处置能力。

（3）专业科室承担过市级及以上临床科研项目。

（4）医疗机构已建立完善的医疗信息管理系统。

2. 组织管理架构、人员及设施

（1）医疗机构设立专门部门管理药物临床试验；医疗机构负责人负责配备所需的临床试验管理人员、必要的办公场所及设备设施。

（2）临床试验管理人员组成合理，分工明确，符合相应的岗位职责要求。可设有机构办公室负责人、项目管理员、质量管理员、资料管理员、药物管理员等；管理人员通过GCP及相关法规定培训，熟悉药物临床试验全过程管理。

（3）建立药物临床试验管理信息公开机制，通过网站公开联系方式、工作程序等。

3. 建立覆盖药物临床试验全过程的管理制度　包括但不限于以下内容。

（1）药物临床试验运行管理制度。

（2）设备管理制度。

（3）人员培训制度。

（4）合同管理制度。

（5）经费管理制度。

（6）药物临床试验质量管理制度。

（7）药物临床试验资料档案管理制度。

（8）药物临床试验药物管理制度。

（9）临床研究协调员管理制度。

（10）临床试验管理部门各级管理人员工作职责。

4. 建立覆盖药物临床试验全过程的 SOP　包括但不限于以下内容：

（1）制订 SOP 的 SOP。

（2）项目运行 SOP。

（3）药物临床试验质量管理 SOP。

（4）药物临床试验资料档案管理 SOP。

（5）药物临床试验药物管理 SOP。

（6）不良事件及严重不良事件处理的 SOP。

（7）严重不良事件报告 SOP。

（8）受试者知情同意 SOP。

（9）试验数据记录 SOP。

5. 质量管理

（1）建有本医疗机构临床试验质量控制和质量保证体系。

（2）制订本医疗机构药物临床试验质量管理制度、SOP、质量检查表等，具有可操作性。

（3）临床试验管理部门设置临床试验质量管理员。质量管理员应具有医护、药学等相关专业背景和一定学历，经过药物临床试验技术和 GCP 相关法规的培训并获得相应证书。

（4）质量管理员掌握质量管理制度及 SOP，熟悉药物临床试验全过程和相应质量管理。

6. 资料档案管理

（1）医疗机构设立有专用临床试验资料档案室，档案室面积和资料柜数量与专业数量相匹配，有防火、防潮、防盗、防虫等安全措施。

（2）临床试验管理部门制订药物临床试验资料档案管理制度与 SOP。

（3）配备资料管理员。资料管理员经过 GCP 相关法规的培训，熟练掌握资料档案管理制度及 SOP，熟悉资料档案的管理要求。

（4）建有符合 GCP 要求的项目资料归档目录，资料归档有记录；有资料档案借阅记录。

7. 试验药物的管理

（1）医疗机构设置专用试验药库/药房，储存条件能够满足试验药物的保存需要，有相应的温湿度监控与记录。有防火、防潮、防盗等安全措施。

（2）临床试验管理部门制订覆盖药物接收、保存、分发、回收、返还或销毁等各环节的管理制度及 SOP。

（3）临床试验管理部门配备试验药物管理员，其应具有药师及以上职称，经过 GCP 相关法规的培训，掌握试验药物管理 SOP，熟悉药物储存管理要求。

8. 临床试验相关辅助科室及实验室

（1）配备与临床试验有关的检测、检验和诊断等相适应的仪器设备。

（2）配备相关仪器设备使用、保养、校正、维修 SOP。

（3）具有相关仪器设备使用、保养、校正、维修记录。

（4）检测、诊断数据及结果准确、可靠，有质量保证。

（5）辅助科室相关人员经过 GCP 及相关培训。

（二）伦理委员会

1. 组织和管理

（1）成立独立的伦理委员会，其工作不应受任何组织和个人的影响。

（2）伦理委员会人员组成符合法规要求，包括医药相关专业人员、非医药专业人员、法律专家、不同性别的人员及独立于研究/试验单位之外的人员。

（3）伦理委员会能够独立履行伦理审查职责，具备相应的能力和工作经验。

（4）伦理委员会设置独立办公场所，具备必要的办公条件，配备有秘书。

（5）伦理委员会委员及秘书需要经过 GCP 和伦理委员会 SOP 的培训。

（6）伦理委员会委员签署利益冲突声明，签署有关审查项目、受试者信息和相关事宜的保密协议。

（7）伦理委员会应通过官方网站向社会公开委员会的联系方式及成员名单、职业、单位，公开伦理委员会章程与工作程序。

2. 制订工作章程和 SOP　包括但不限于以下内容。

（1）伦理委员会工作章程。

（2）伦理委员会委员产生、更替的 SOP。

（3）试验项目伦理审查申请 SOP。

（4）委员与工作人员培训的 SOP。

（5）独立顾问选聘的 SOP。

（6）伦理审查的 SOP（包括审查方式、会议管理、审查流程及审查结果的送达等）。

（7）伦理委员会接受试验相关纠纷的投诉与处理的 SOP。

（8）文件与档案管理的 SOP（包括建档、保存、查阅与复印）。

3. 档案管理

（1）专人负责伦理委员会档案管理。

（2）专门的档案储存设施设备，有防火、防盗、防潮、防虫等安全措施。

（3）建有资料归档目录，资料归档有记录。

（4）档案应妥善保管至临床试验结束后 5 年，或根据相关要求延长保存期限。

4. 伦理审查试验项目

（1）保存伦理审查资料的完整。

（2）有与项目相对应的审查记录、投票记录和审查结果。

（3）审查批件内容完整（附审查参加人员名单）。

（三）临床专业科室

1. 主要研究者

（1）主要研究者具有医学专业本科以上学历和医学专业高级职称，第一注册地在本医疗机构，具有一定的药物临床试验经验并发表过相关研究论文。

（2）具有试验方案中要求的专业知识和能力，保证有充分的时间在方案规定的期限内负责和完成临床试验。

（3）能够合理组建研究团队，有权支配参与临床试验所需的人员和设施设备。

（4）经过 GCP 相关法规、药物临床试验技术的培训，并负责组织本专业的研究人员培训。

（5）负责组织制订与审核本专业的 SOP。

2. 研究人员

（1）具有人员相对固定、数量充足的药物临床试验研究队伍。

（2）研究人员组成合理，符合相应岗位职责要求。

（3）研究医生有医学专业本科以上学历，在本医疗机构中具有注册行医资格；具有相关专业知识和能力。

（4）研究人员均经过 GCP 及相关法规、临床试验技术和相关 SOP 的培训，有培训记录和相应培训档案。

3. 专业条件和设施设备

（1）在医疗机构执业许可范围内具有承担本专业药物临床试验要求的床位数（一般要求在 20 张以上）。

（2）有充足的受试者能满足药物临床试验的要求。

（3）具有与开展的药物临床试验相适应的仪器设备，定期校验，保证工作状态保持正常。

（4）具有必要的抢救设施设备和急救药品，保证受试者可迅速得到救治或转诊。

（5）具有适当的受试者接待场所，能够满足知情同意、随访等需要。

4. 资料管理

（1）具有专用的试验资料储存设施。

（2）有专人负责，并按档案管理相关 SOP 的要求进行管理。

（3）档案储存设施有防虫、防火、防潮、防盗等安全措施。

（4）档案资料保存时间符合 GCP 和相关法规要求。

5. 试验药物管理（如试验药物由专业科室发放使用）

（1）专人负责试验药物领取和管理，熟悉试验药物管理的相关要求。

（2）具有试验药物储存设施设备并有温湿度监控和记录。

6. 质量保证

（1）建立专业科室相关的管理制度，并具备可操作性。

（2）SOP 涵盖临床试验所涉及的主要环节，内容完整并具备可操作性。

（3）及时修订 SOP，具有修改 SOP 的 SOP。

（4）对试验数据进行核实溯源。

（5）申办方对临床试验进行监查。

7. 试验实施

（1）主要研究者负责授权参加试验人员，各自职责分工明确。

（2）研究人员参加项目启动培训，并有培训记录。

（3）知情同意过程符合 GCP 要求。

（4）研究人员严格遵循临床试验方案和相关法规开展临床试验。

（5）原始病历填写及时、完整、准确，修改规范，CRF 数据与原始资料一致。

（6）试验用药品的接收、发放、用药、回收、退回或销毁等记录完整，接受、使用、剩余的和退回或销毁的药物数量相互吻合。按方案中规定的条件储存药品。

（7）AE 或 SAE 记录完整并按 SOP 进行处理或报告。

（8）原始资料和研究资料保存完整。

（张　军　于　茜　高维敏）

第二节　药物临床试验数据自查核查

一、概述

为落实党中央、国务院“用最严谨的标准、最严格的监管、最严厉的处罚、最严肃的问责，确保广大人民群众饮食用药安全”的要求，从源头上保障药品安全有效，2015 年 7 月，CFDA 启动药物临床试验数据自查核查工作，对药物临床试验项目数据的真实性、规范性进行核查。为了规范药物临床试验数据现场核查，CFDA 分别发布了《药物临床试验数据现场核查要点》及《国家食品药品监督管理总局药物临床试验数据核查工作程序（暂行）》。

二、药物临床试验数据自查

待审的药品注册申请人、CRO、医疗机构、生物样本分析测试中心须按照《药物临床试验质量管理规范》等相关要求，对照临床试验方案，对已申报生产或进口的待审药品注册申请药物临床试验情况开展自查，确保临床试验数据真实、可靠，相关证据保存完整。

自查的内容包括但不限于以下几点：

（1）临床试验单位承担药物临床试验的条件与合规性。

（2）受试者筛选、入组和剔除情况，受试者入选和排除标准的符合情况。

（3）医院 HIS、LIS 等信息系统中的受试者就诊信息、合并用药及理化检查溯源情况。

（4）临床试验方案违背例数、剔除例数、严重不良事件例数等关键数据。

（5）试验用药的接收、运输、保存、返还与销毁，以及相关记录、留样等情况。

（6）生物样本分析测试仪器（如 HPLC、LC-MS/MS 等）的运行和维护、数据管理软件稽查模块（audit trail）的安装及其运行等。

（7）生物样本的采集过程、运送、交接和保存记录，以及样本留样情况。

（8）生物样本分析方法确证，生物样本分析过程相关的记录。

（9）数据手动积分、重分析情况。

（10）核对锁定的数据库与原始数据的一致性，统计分析总结报告数据与原始记录及数据库的一致性，数据锁定后是否有修改及修改说明等。

三、药物临床试验数据现场核查

1. 现场核查工作程序

（1）遵循《国家食品药品监督管理总局药物临床试验数据核查工作程序（暂行）》，国家食品药品监督管理总局食品药品审核查验中心（CFDI）将现场核查计划在其网站公示 10 个工作日，公示日内未提出撤回申请的视为接受现场核查，不再接受药品注册申请人的撤回申请。

（2）现场检查组按照《药物临床试验数据现场核查要点》内容开展现场核查；对影响药物安全性、有效性评价数据进行真实性、完整性判断的，应依法取证。

（3）CFDI 在现场核查结束后 10 个工作日内形成核查意见，向药品注册申请人和主要研究者反馈和沟通核查情况。

（4）对现场核查发现问题而不予批准的药品注册申请相关情况予以公告。对涉嫌弄虚作假的机构立案调查。

2. 现场核查原则与方式

（1）检查品种：申请注册品种"逢审必查"。

（2）抽查机构：Ⅱ、Ⅲ期临床试验重点关注组长单位、入组例数特别多的医疗机构、发生 AE/SAE 特别多的医疗机构。人体生物等效性（BE）/人体药代动力学（PK）试验临床机构和分析测试单位。

（3）核查方式：常规检查和有因检查。

3. 现场核查标准　药物临床试验数据现场核查标准执行《药物临床试验数据现场核查要点》。

（1）Ⅱ、Ⅲ期临床部分通用内容：临床试验单位承担药物临床试验的条件与合规性、受试者的筛选/入组相关数据链的完整性、知情同意书的签署与试验过程的真实完整性、临床试验过程记录及临床检查、化验等数据的溯源、CRF 中违背方案和 SAE 例数等关键数据、试验用药品/疫苗的管理过程与记录、临床试验的生物样本采集、保存、运送与交接记录等。

（2）BE/PK 试验：核查内容包括实验室检测设备与条件、生物样本检测实验过程记录的真实完整性、生物样本的管理轨迹可溯源性、分析测试图谱的可溯源性、手动积分、复测生物样本、数据及结果在相应的软件上可重现等。

（3）原始数据、统计分析和总结报告与锁定数据库的一致性。

4. 现场核查发现的主要问题

（1）Ⅱ、Ⅲ期临床试验中发现的主要问题：①试验数据修改不规范，甚至出现虚假数据；②理化检查结果不可溯源；③违背方案，如使用试验方案规定的禁用药，未记录；④AE 及 SAE 未报告，或报告不及时、不完整等；⑤合并用药记录不完整；⑥CRF 数据与原始记录不一致，总结报告数据与原始数据不一致。

（2）BE/PK 试验中发现的主要问题

1）试验药物不真实：试验制剂和参比制剂均为试验制剂或同一试验制剂含量差别较大。

2）数据不可溯源：临床理化检查数据无法溯源；原实验仪器无法追踪；源计算机中工作站的稽查系统（audit trail）未开启；未保存与测试图谱相应的轨迹文件。

3）原始记录缺失：生物样本接收记录缺少样本标识、数量、转运方式和条件、样本状态等信息；贮存的生物样本无领取、存入的原始记录；仪器没有相关使用维护记录。

4）修改数据：轨迹文件显示，系统时间及数据被修改。

5）选择性使用数据：轨迹文件显示样品重分析，并采用了重分析数据，未说明重分析原因及数据采纳依据。

（张　军　于　茜　朱玉先）

第三节　药物临床试验机构质量管理

一、概述

承担药物临床试验的医疗机构需建立药物临床试验的组织管理体系，保障试验的正常开展与规范完成。管理体系涉及医疗机构、临床试验管理部门、临床专业科室和研究人员。医疗机构的相关职能部门应依法依规对涉及临床试验的研究利益冲突、合同、财务、理化检查相关科室、信息管理、质量与培训等进行管理。药物临床试验管理部门负责对临床试验项目的行政管理、质量管理、试验用药品及文件档案等进行管理。临床专业科室和研究人员应将受试者的权益、健康和安全作为临床试验的首要关注问题，遵循伦理委员会批准的方案开展研究。

二、临床试验的管理要求

1. 设立质量管理目标。

2. 与相关部门协调共同保证研究者在符合 GCP 条件下进行临床试验。

3. 对涉及药物临床试验的相关部门的药物临床试验相关法规、制度、SOP 等的执行情况进行监督和协调管理。

4. 通过组织相关培训，提高研究人员实施临床试验的能力。

5. 对临床试验方案设计提供技术支持，保证临床试验方案的科学性和伦理性。

6. 协调相关部门建设标准化的实验室。

7. 建立临床试验的质量管理系统。

（1）明确主要研究者为临床试验项目质量的第一责任者。主要研究者负责审签临床试验文件。

（2）临床试验管理部门对临床试验项目实施统一管理。

（3）设立监查员办公室，配备电脑、复印设备，为监查/稽查提供便利条件。实行监查员监查登记制度，考核监查员监查频率是否高质量满足临床试验需要。

（4）临床试验管理部门设立质量管理室，抽查临床试验的质量。

（5）接受申办者的监查、稽查，接受政府管理部门的视察与检查。针对监查、稽查、检查发现的问题，督促研究者提出改进措施并进行整改，跟踪整改过程，评估改进效果。

（6）临床试验管理部门每年对临床试验项目质量进行评估，向主管部门提交评估报告，提出整改计划和措施。

8. 建立计算机的药物临床试验管理系统，提高管理制度与 SOP 的执行力，提高 GCP 与临床试验方案的依从性，提高机构质量管理水平。

三、药物临床试验管理的实施

建立质量管理体系不仅仅是机构建立形式上的三级质控或二级质控，更重要的是如何把质量管理落到实处。药物临床试验是一个系统工程，所有相关人员均应对质量负责。

1. 临床专业科室质量控制

（1）研究者承担临床试验项目前签署“研究者声明”，承诺将依据临床试验方案，以及《赫尔辛基宣言》和 GCP 规定的伦理道德和科学原则开展临床研究，承诺临床试验中的任何观察、检查结果均应及时、准确、完整、规范、真实地记录于病历和正确地填写至病例报告表中。

（2）主要研究者组建合格的研究队伍，临床试验开始前组织对研究者进行法规、试验方案及 SOP 培训，对研究人员进行授权，保证研究者熟知其职责，落实临床试验流程及其各环节标准操作规程；对研究过程遵循 GCP 和临床试验方案质量负责，接受监查和稽查。

（3）研究者熟悉试验方案的内容，严格按照方案执行。

（4）研究者保证将数据真实、准确、完整、及时、合法地载入病历和病例报告表。

（5）主要研究者应亲自审签临床试验文件（研究病历、病例报告表）。

（6）主要研究者可以指定研究助理，对临床试验项目实施的质量进行自查。

（7）主要研究者应审阅研究总结报告，并签署主要研究者声明。

（8）研究者完成的病例观察记录文件应及时送交临床试验管理部门质量管理室。

（9）研究者接受申办者派遣的监查员或稽查员的监查或稽查及药品监督管理部门的稽查和视察，确保临床试验的质量。

2. 临床试验管理部门的质量管理

（1）系统质量管理

1）对药物临床试验制订质量管理目标：合格的研究人员与良好的医疗设施，科学的试验设计与试验方案，标准化的实验室与测试条件，完善的组织管理与监督体系。

2）依据质量管理目标制订系统质量管理中长期计划和年度计划。

3）通过与相关部门协调，共同保证研究者在有良好的医疗设施、实验室设备、人员配备的条件下进行临床试验。

4）组织相关部门对临床试验的管理制度和 SOP 进行起草、审核、批准；对执行过程中需要修改的应及时修订并颁布执行；定期组织相关部门对全部的管理制度和 SOP 进行重审。

5）对药物临床试验研究的相关部门如合同管理部门、财务管理部门、实验室（检验科、功能检查相关科室、临床药理实验室）、药学部、信息工程部、临床专业科室对相关法规、制度、SOP 等的执行进行监督和协调管理。

6）通过组织派出培训、机构内部培训及组织临床试验开始前培训，提高研究人员实施临床试验项目的能力。

7）协调相关部门建设标准化的实验室，检验科通过 ISO 15189 认可，临床药理实验室遵循《药物临床试验生物样本分析实验室管理指南》要求。

8）建立电子“药物临床试验管理系统”等临床试验机构研究系统的管理与条件建设，保证所承担临床试验项目的质量。

9）督促研究者严格执行管理部门相关规定，以实事求是的态度、严格的要求、严谨的方法对待临床试验研究工作。

10）每年将质量管理年度计划完成情况、临床试验系统运行过程中发现的问题、采取的纠正措施、预防措施及追踪的结果和评价形成系统质量评估报告，报相关管理部门，提出改进措施，保证系统质量的持续有效。

（2）临床试验项目质量管理

1）临床试验研究文件资料的管理。档案管理员在临床试验研究前收集下列资料（但不限于）：临床研究申办方、CRO资质证明，临床研究批件，临床试验协议书、伦理批件，伦理委员会批准的临床试验方案及修正案、研究病历/病例报告表（样表）、研究者履历、研究人员培训签到表、授权签名表（签名样张）、药物检验报告、临床试验文件与相关物资签收记录、紧急破盲信封等并检查是否合规；研究结束收集下列资料（但不限于）：研究受试者鉴认代码表、受试者筛选表与入选表、试验用药品记录表、研究病历、总结报告等资料并检查是否齐全。

2）临床试验管理部门在研究项目开始前对研究者进行GCP相关知识的培训与考核，保证研究者熟知数据记录与报告的管理规范、试验药物管理的SOP、不良事件和严重不良事件处理与报告的SOP。

3）临床试验管理部门在临床试验项目立项评估时通过查询“药物临床试验管理系统”和相关部门在研项目确认临床专业科室在研新药临床试验项目少于2项，没有承担与新药临床试验项目相冲突的一般科研项目。

4）临床试验管理部门对发现的问题应及时找有关研究者谈话，讨论并明确问题所在，防止问题再次发生，必要时辅以一定的处罚。

5）临床试验管理部门定期召开临床试验项目例会，听取研究者和质量检查人员通报临床试验方案执行情况，针对问题提出纠正措施、预防措施，保证临床试验研究质量。

6）临床试验管理部门每年对临床试验项目质量进行评估，向主管部门提交评估报告，提出整改措施。

（3）临床试验项目的质量控制

1）临床试验管理部门设置质量管理室，配备专职人员、兼职人员若干名，对临床试验项目执行过程进行监控检查。

2）质量检查员参加临床试验项目研究启动会，熟悉了解临床试验方案。

3）质量检查员通过电话寻访和下专业科室实地检查研究者、受试者是否签署《知情同意书》，是否符合规定要求。

4）质量检查员通过抽查在研项目的受试者的研究病历，检查研究者是否严格执行试验方案，做好相关记录。有条件的应尽量对项目进行全覆盖、全过程的质量跟踪。

5）质量检查员定期对临床试验项目的药物使用进行检查，做好相关记录。

6）质量检查员参加机构临床试验项目例会，汇报项目质量检查结果，将检查意见通报研究者并要求其在规定时间内进行整改并将意见反馈给临床试验管理部门。

7）质量检查员对完成的研究病历和（或）病例报告表进行抽查或检查，确认记录是否完整、规范、真实，CRF填写是否正确。对发现的问题及时与研究者沟通，提出纠正措施，督促研究者予以整改。发现重大问题及时向主要研究者和临床试验管理部门负责人报告，并记录处理意见。

3. 接受监查、稽查

（1）临床试验管理部门组织主要研究者和相关人员接受临床试验项目的监查、稽查。

（2）临床试验管理部门负责具体的接待工作，提供良好的检查环境和条件。

（3）主要研究者针对检查发现的问题提出改进措施并予以实施。

（4）临床试验管理部门在必要时召开例会，通报监查、稽查情况，针对问题修订管理制度和标准操作规程。

（张　军　朱玉先　于　茜）

第四节　临床试验常见问题与解决方法

一、受试者招募

招募受试者是临床试验中的一个重要环节，能否招募到足量的符合试验要求的受试者将会对试验质量产生一定的影响，同时也是保证试验质量的关键因素。

1. 影响因素

（1）受试者因素：受试者的人群特征如年龄、性别、受教育程度、所患疾病种类及经济能力等均会影响受试者参加临床试验的意愿，对受试者招募产生一定的影响。例如，特殊疾病患者人群、肿瘤患者，由于其所患疾病种类特殊或危及生命，且目前市场上尚无特效药物能够治愈，该类人群参与临床试验的意愿较高，招募较为容易。经济能力较差的患者，由于负担不起较为昂贵的医药费，也会更愿意参与临床试验。而受教育程度较高或经济条件较好的患者，参与临床试验的考虑因素就会较多，被招募的可能性则减小。

（2）研究者因素

1）招募人员：研究者作为主要的招募人员，其与受试者的有效沟通是招募成功的关键因素；而研究者的积极性、专业态度、对临床试验方案的理解与沟通能力等均会影响沟通效果，从而影响招募的效率与质量。若研究者招募态度不积极，对方案的理解不详细透彻，与潜在受试者沟通时态度比较冷淡，则会使受试者对于参与临床试验的意愿显著降低，易导致招募失败。此外，研究机构对临床试验的重视程度也会影响临床试验的招募，如机构办公室组织协调各部门的及时性也会对招募有所影响。

2）招募途径：招募途径的适宜性和多样性是保证招募效率的重要因素之一。若研究者选择了与适应证疾病不相适应的招募途径，如在居民区发布招募罕见病受试者的广告，会影响招募结果；或者仅仅依靠一种招募途径而未采用多种招募途径并行的方式，如仅在医学专业杂志上发布招募信息，将会显著影响招募的进度与结果。

3）招募时间与场所：发布招募信息的时间如果与适应证疾病高发季节不一致或者招募时间处于节假日期间，则会影响招募的结果；或者发布招募信息的场所不合适，如在专科诊室附近则有可能泄露受试者隐私，也将影响受试者的参与。

（3）申办者/CRO 因素

1）招募内容：申办者/CRO 制订的招募内容会也对招募的结果产生重要影响。若招募内容描述过于简单，针对性不强，导致待选受试者数量过多，增加了研究者的工作量和工作难度，易影响招募的进度；反之，若招募内容描述过于复杂或专业内容过多，均会降低患者参与临床试验的意愿。

2）委托招募公司：申办者/CRO 委托招募公司实施招募，在一定程度上可以保证招募的进度。但是，由于招募公司对项目的了解不够，常常存在招募的受试者的质量达不到试验要求等问题。

2. 解决方法

（1）加强针对性培训

1）加强招募内容的培训：加强申办者/CRO、研究者在有关招募方面的培训，加深对试验目的或试验概况、受试者主要入选及排除条件、受试者配合事项、试验联系人及联系方式等方面内容的理解，使其较好地掌握招募信息的内容。加强伦理委员会委员对招募信息审查技术相关的培训，提高其对招募内容审查的能力。

2）加强研究者沟通能力的培训：研究者与受试者沟通得不充分，易影响招募效果。开展对研究者沟通技巧的针对性培训，安排临床试验经验丰富的研究者介绍招募经验，传授沟通技巧，不断提高研究者的沟通能力和招募水平。

（2）合理选择招募的途径：目前，主要招募途径是通过招募广告、就诊患者、个人联系、数据库等；研究者应就临床试验的适应证特点，预估受试者招募的难度，合理选择一种或多种招募途径以招募足够数量的受试者。例如，在医院门诊大厅或社区布告栏张贴招募受试者信息；参与广播、电视等媒体组织的知名专家电视健康咨询、公益性健康宣讲等栏目，由专家进行招募宣传；通过报纸、网络媒体等方式发布受试者招募信息；举办社区义诊专家咨询会（适用于入组很困难的试验）等。若试验项目专业行较强、潜在受试人群理解能力相对较低，对试验难以理解招募内容，应尽量采用易懂的语言和文字通过广播、信息或电视广告招募等招募途径进行招募。

（3）合理确定招募的场所与人员：研究者应针对不同的招募途径，确定招募人员，可以是负责接诊的医生、分管的住院医师、护士，也可以是招募公司。合理确定招募场所，结合受试者的人群特征，可在医院门诊大厅张贴招募信息海报，必要时可设置专门的招募窗口由专人负责接待来访的受试者或者利用专线电话进行招募及疑问解答，同时应注意保护受试者的隐私。

（4）合理选择招募的时间：对于具有季节性适应证的临床试验项目，申办者/CRO 或研究者应根据适应证的季节性制订相应的招募计划，尽量保证发布招募信息的时间与适应证疾病高发季节一致，最大限度地招募合格的受试者，保证招募的效果。此外，研究者应合理安排招募时间，避免在节假日或休假期间进行招募。

（5）调动研究者的积极性：需采用行之有效的团队管理制度，根据招募受试者的数量、质量和进度，制订适当的激励措施，以保证试验的顺利进行。

二、受试者筛选

受试者筛选是临床试验初始阶段的重要工作，包括受试者知情同意、根据方案要求安排受试者接受检查、对照入排标准随机分配受试者入组等。筛选过程中每个细节出现问题都可能影响整个临床试验的进度和质量。

（一）影响因素

1. 研究者方面

（1）研究者研究态度认真的程度、对 GCP 知识的掌握及对试验的重视程度、交流沟通的技巧、医疗技术水平的高低等因素都会影响受试者的筛选。常见问题主要有以下几点。

1）招募形式和内容不符合伦理原则。

2）知情同意过程不规范。例如，研究者缺乏谈知情同意的技巧、知情同意过程不够充分、夸大试验的预期受益而隐瞒可能的风险、没有给受试者充分的时间考虑是否参与临床试验。

3）知情同意书签署不符合要求。例如，在签署知情同意书之前安排受试者进行实验室检查；知情同意书签字不完整，仅有受试者或研究者的签字而没有联系方式和签字日期；无行为能力、儿童或未成年受试者参加临床试验时无法定监护人签名；仅获得受试者口头知情同意，未签署知情同意书；研究者未将知情同意书副本/复印件交给受试者保存；仅保留入组受试者知情同意书而没有保留筛选失败受试者知情同意书，甚或只对筛选入组的受试者签署知情同意书等。

4）违背试验方案的入排标准。研究者对方案中的入排标准掌握不好或理解有误，纳入了不符合入选标准或符合排除标准的受试者。

5）违反随机原则入组。常见于多个研究者同时纳入受试者而缺乏唯一的随机管理人员。

（2）研究机构条件和药物临床试验运行的机制等也会影响受试者筛选。例如，研究机构的医疗能力及学术地位、研究机构日常的医疗工作量、研究机构对临床试验管理能力及对临床试验的重视程度和培训质量等均是影响临床试验筛选环节的影响因素。如果研究机构承担十分繁重的医疗工作，将导致研究者没有充足的时间和精力承担临床试验。机构管理松散，不能积极进行项目的管理和协调工作，容易导致团队协作配合度不高等均会影响筛选的进度和质量。

2. 申办者/CRO/SMO（协助临床试验机构进行临床试验具体操作的现场管理组织）方面　申办者/CRO 在临床试验开始前对研究机构及主要研究者开展的可行性调研及 CRA（临床监查员）/CRC（临床协调员）对方案和 GCP 知识的掌握程度也影响了受试者筛选。如申办者/CRO 前期可行性调研研究机构对既往参加同类型临床试验的受试者人数、门诊量、出入院人次等本机构潜在参加临床试验受试者的人数评估有误，申办者/CRO 委派的 CRA 和 SMO 委派的 CRC 对于方案和 GCP 知识的理解掌握程度、对研究者的协助能力、工作作风细致与否等均影响筛选工作的顺利展开，甚至出现纳入了不符合入选标准或符合排除标准的受试者等方面的问题。

3. 受试者方面　受试者的文化程度、经济状况、住所距医院的远近及交通便利程度、对研究者的信任程度、对参加临床试验的认同度等是筛选环节的主要影响因素。受试者文化程度较低，影响其对知情同意内容的理解；经济状况较好的受试者，对临床试验的关注度常较经济困难的受试者低；受试者的交通不方便，距离医院较远或没有直达的交通工具影响受试者参加试验的积极性；对研究者信任度高的受试者较信任度低的受试者更愿意参加临床试验；对临床试验的理解偏颇也是影响受试者选择的因素，例如认为参加临床试验是把自己当作试验品而拒绝参加临床试验。

4. 时间因素方面　时间因素也是筛选环节的影响因素。季节性明显的疾病在疾病低发季节筛选相对比较困难，如适应证为哮喘、支气管炎等的试验在夏季筛选比较困难，涉及学生作为受试者的眼科临床试验在假期筛选相对比较容易等。

（二）解决方法

1. 重视前期调研，注意启动时间　开展前期可行性调查时，研究机构与主要研究者根据近三年同类型试验受试者人数、门诊量、出入院人次等，准确评估临床试验的可行性。尽量选择疾病高发阶段开展受季节或者节假日影响的临床试验招募。

2. 拓展招募途径，优化招募方式　研究者可采用多种形式的招募方法：①数据库查询，研究者可从本机构的原始病历或患者数据库中初步筛选潜在的受试者。②团队配合，临床试验启动后，主要研究者组织科室医务人员介绍试验的入排标准，鼓励推荐适应证患者给研究者。③公开招募，通过电视、报纸、网络等发布招募广告，如可通过电视健康咨询栏目或进行公益性健康宣讲进行招募宣传，申办者/CRO 及机构可协助研究者针对性地开展学术讲座，包括启动前期针对特定人群的讲座、前期的预筛选讲座、社区义诊及讲座等。④委托招募公司，若研究者工作比较繁重，没有足够的精力和时间投入到招募工作中，可由申办者/CRO 委派资质好、诚信度高的招募公司进行招募。

3. 加强方案培训，提高培训质量　机构办公室、专业科室研究团队召开方案启动培训时，应针对临床试验实施过程中的关键点及易错环节进行培训。强调发布招募广告的流程及注意点；强化研究者对方案入排标准等要求的熟悉程度，提醒研究者应区分常规临床医疗与临床试验；要求研究者详细告知受试者检查项目及检查时间，对于年纪比较大或行动不方便的受试者应安排专人陪同。申办者/CRO 可为研究者制作入排标准及流程图卡片，方便研究者随身携带、随时查看。机构定期安排专业科室相关人员参加院内外 GCP 及相关法律法规培训，邀请国内 GCP 专家举办筛选专题讲座，强化研究者 GCP 知识、熟知《赫尔辛基宣言》、掌握伦理指导原则。

4. 建立患者沙龙，深化医患沟通　开展各种患者沙龙，与受试者建立相互信任的医患关系。通过微信群、讲座等形式，宣传临床试验的意义，消除对临床试验的误解，让患者以积极的态度参加临床试验。

5. 加强过程管理，协调科室配合　临床试验机构可考虑每个专业科室配备 1～2 名专职护士或是与申办者协商对每项临床试验配备 1 名 CRC，其主要职责是协助研究者完成临床试验，承担试验过程中的事务性工作，从而减轻研究者的工作量，提高临床试验的质量和水平。临床试验机构还应提高科室间医务人员的配合，对于潜在或已签署知情同意的住院受试者，应提前告知其他医生，以避免采用方案中禁止使用的治疗方法，以提高受试者入组的成功率。研究者必须得到所有方案规定的筛选检查及其他相应的确切结果才可以进行受试者能否入组的判断。机构、研究者应定期对 CRA 与 CRC 考核，并将结果及时反馈至申办者/CRO/SMO，必要时进行更换。

三、受试者依从性

药物临床试验中，受试者依从性与试验的质量密切相关，受试者不依从或依从性差有时可能是导致结果偏倚的重要因素，而有时则是分析疗效和安全性的重要数据，具体情况要具体分析。本文主要阐述如何提高受试者对方案的依从性、保证试验数据的可靠获取，这是研究者常常面临的一个关键问题。

（一）影响因素

药物临床试验中，受试者依从性与许多因素密切相关，除了来自受试者本身的因素以外，也有来自研究者和申办者/CRO 方面的因素。

1. 受试者方面

（1）受试者的年龄、文化程度、经济状况、职业、住所距离医院的远近及交通便利程度等客观因素会影响受试者的依从性。例如，受试者因年龄较大、记忆力减退等因素造成未能根据方案的要求服药或完成随访；因文化程度不高，导致其对试验的理解能力和接受能力较差，未能根据方案的要求填写受试者日记卡；因经济状况较差，对于没有提供交通补贴的试验往往难以按照方案要求随访；因自身流动性大、住所距医院较远、交通不便或因工作关系经常出差，无法按时前往医院完成随访等。

（2）受试者病情轻重程度及对试验药物疗效的期待、药物不良反应的态度等主观因素也会影响受试者服药的依从性。例如，病情较重的受试者可能因为对试验药物的期望过高，如果服药后症状无明显缓解甚至加重，进而对试验药物疗效不满意而不再服药或加大剂量服药；病情较轻的受试者常常可能服药后症状得到缓解，自行减少用药剂量甚至停药；或受试者因难以耐受药物的不良反应而停药，特别是胃肠道反应、皮肤反应等显而易见、易感受到的不良反应。对于受试者服药依从性差的情况需要查找原因进行分析。

（3）受试者的就诊方式（门诊或住院）、周围人群（亲属、朋友、大众媒体）对临床试验的接受程度及对参与试验的重视程度等环境因素也会影响受试者的依从性。例如，受试者周围的亲戚、朋友对临床试验“小白鼠”的抵触情绪或大众媒体的负面报道等会导致受试者对临床试验的接受程度变低，继而不愿继续参与试验，并停止服药及后续访视；门诊受试者或患有慢性疾病病程较长的受试者可能会根据其他门诊医生的医嘱服用方案禁止的合并用药等。

2. 研究者方面　研究者和受试者沟通交流的技巧、医疗技术水平的高低等方面因素也会影响受试者依从性。例如，研究者告知受试者用药注意事项、服药日记卡填写不充分详细或没有在告知知情同意时和试验期间提醒受试者合并用药的相关注意事项，导致受试者服用了方案禁止的合并用药；研究者在知情同意时并未完全告知受试者试验的全部情况，包括试验周期、随访次数、实验室检查项目等内容，尤其是试验药物可能存在的风险及出现不良反应的处理措施，使得受试者服用试验药物后一旦身体出现不适，会随意停药，导致其服药依从性差；研究者对待受试者不良的态度和情绪也会导致受试者不愿配合研究者完成随访，或是不能解答受试者提出的问题或解释不清也会导致受试者对研究者失去信任而不愿继续参与试验。

3. 申办者/CRO 方面　试验药物本身的性质和试验方案设计的合理性也是影响受试者依从性的重要因素。试验用药物的用药途径或剂型及方案规定的用药次数、用药时间、随访次数、实验室检查次数等方面的复杂程度、试验周期的长短及方案要求与受试者生活习惯和文化习俗等方面的差异程度等均会影响受试者依从性。例如，试验药物剂型较大、味苦、气味难闻等不便于受试者服用，使受试者服药依从性变差；方案规定的试验周期过长，随访频繁、实验室检查项目较多等均会使受试者难以坚持完成试验；方案中关于合并用药的设计不切合疾病的实际情况，研究者在试验实施的具体过程中可操作性不强，导致受试者服用方案禁止的合并用药；或是因为国际多中心试验的文字描述与我国受试者的阅读习惯、文化背景存在差异，难以根据方案的要求准确填写受试者日记卡等。

（二）建议与对策

1. 重视启动培训，和谐医患关系　机构办公室、专业科室研究团队应重视方案启动培训，尤其是关键内容和易错环节的培训，重点强调合并用药对安全性和有效性的影响，提醒试验实施过程中研究者合理使用合并用药，严禁使用方案禁止的合并用药。提醒研究者构建和谐医患关系，对待受试者及其家人应做到态度友好、有问必答；与受试者保持联系、加强沟通，并在日常生活、卫生保健方面予以指导，以取得受试者的信任，建立起一种坦诚、友好、相互信赖的关系，有助于受试者依从性的提高；同时建立良性信息反馈体系，使受试者在试验过程中感到安全、放心及被重视。

2. 认真筛选患者，充分知情同意　研究者在试验初期，应全面了解筛选的患者，有选择地纳入，尽量选择工作稳定、常住本地、出行交通方便的受试者，避免纳入无法完成随访的受试者，如寒暑假前期尽量不要入组大学生受试者。研究者与受试者知情同意时，应充分告知其试验内容、疗程、可能的分组、可能的风险与受益等内容，重点告知其参与试验可能出现的不良反应及妥善处理方式，以及严禁服用方案禁止的合并用药重要性，并告知受试者一旦服用禁用药物需立即联系研究者，尽可能降低因信息不对称引起的医患矛盾，以提高受试者的依从性。

3. 配备协助人员，加强依从教育　每个临床试验均应配备研究护士或 CRC，负责试验过程中加强受试者依从性教育，如定期提醒受试者按时随访；核对受试者交回的空药盒，检查受试者用药日记卡的填写情况，出现未填、漏填或涂改不规范的情况应及时让受试者完善日记卡的填写，以免再次出现类似情况。应该详尽地告诉受试者有关服药注意事项、可能出现的药物不良反应、对生理的影响、与日常饮食有无冲突及药物合用时可能出现的变化等一切信息，并告知不良反应的一般处理，尽量争取受试者的理解与合作。

4. 制订合理方案，优化药物标签　科学严谨制订试验方案，尤其是退出标准、合并用药、随访时点和频度，既要考虑疗效和安全性评价的要求，也要考虑实际可操作性。制订详细的各个方面都考虑周到的内容和规定，切忌方案内容含糊粗浅，导致操作随意或困难。在药物的包装方面应尽量考虑有提醒和方便受试者服药的功能，如试验药物外包装上设置标记以提醒受试者服药，或由研究护士/CRC 在试验药的标签上采用不同颜色的笔标明服用的时间等方法以提高受试者服药的依从性。

5. 制订随访计划，完善细节管理　根据试验方案的流程及访视时间的要求制订受试者随访日程表，由研究护士或 CRC 通过短信、微信、QQ 等多种信息平台提醒受试者按时随访，并告知其随访期间的注意事项，如空腹接受验血检查、携带填写完整的受试者日记卡等，避免受试者来回奔波，浪费时间；对于未能按时随访的受试者，应及时电话随访询问原因，并与其预约合适的时间。试验期间，研究者/研究护士/CRC 可发放写有受试者在试验期间的注意事项包括服药方式、时间、剂量及禁用药等内容的口袋卡/便利贴，要求受试者将其贴在饭桌或书桌上以便提醒自己按时按量服药，同时在其他医院、科室就诊时将其交予医生以免服用方案禁止的合并用药。

四、不良事件的处理

不良事件（AE）是指临床试验受试者接受一种药品后出现的不良医学事件，但并不一定与治疗有因果关系。它是各期临床试验重要的安全性评价指标，是临床研究人员关注的重点，尤其在新药的首次人体临床试验或多中心、大样本、周期长的临床试验中，更是研究者关注的重中之重。

（一）影响因素

1. 受试者因素

（1）心理因素的影响：受试者心理状态会影响 AE 记录的一致性和 AE 与试验药物的因果关系评价。在多中心临床试验中，若受试者对参加临床试验的认识不充分，或首次参加临床试验或试验前期的受试者，对于试验药物和自身的状况关注度较高，甚至过度关注，经常询问知情同意书上列出的不良反应症状并与自身症状一一对应，出现轻微不适会及时告知研究者。或由于研究对象在临床试验中受到很多的关注而致受试者可能只对受到特殊的注意而不是对研究因素如某种新的治疗方法本身发生反应。容易主观上夸大身体不适的程度，影响研究者对疾病或症状的判断，导致 AE 判断的偏倚。

（2）生理因素的影响：受试者对于疾病或症状的感知及敏感度是影响 AE 判断的重要因素之一。不同受试者对于同一症状的敏感度会出现差异。另外，个体差异也是影响 AE 判断的因素，相同的疾病在不同的个体其临床表现可能大不相同。同样的感冒，在一些个体可能很快就恢复；而在另一些个体很可能发展为心肌炎，甚至更严重的疾病。

2. 研究者因素

（1）对 AE 的理解及重视程度的影响：研究者对 AE 的理解及重视程度会显著影响 AE 记录、随访的及时性和完整性，易导致 AE 处理过程中发生 AE 未记录或记录延误、未进行随访或未追踪随访等问题。最常见的是对一些异常值的判断，容易认为是日常医疗中常见的现象，缺乏预警意识，而造成 AE 的漏判漏记。还有一些研究者对 AE 的内涵理解不清，容易和不良反应的概念相混淆，认为和试验药物无关，造成对 AE 的判断和处理失误。

（2）临床试验能力的影响：研究者参与临床试验的经验、对试验方案的熟悉程度、专业知识背景和工作经历、研究者的医疗工作量等都是影响 AE 处理是否及时规范的因素。研究者对试验方案的熟悉程度不够、医教研工作任务繁重等因素也会导致研究者在临床试验过程中对 AE 的处理出现疏漏。

（3）实验室检测误差的影响：实验室检测的准确、及时与否也是影响研究者对 AE 判断和处理的因素。

（二）解决方法

1. 充分知情，及时沟通　研究者在筛选时应对受试者进行充分知情告知，获得受试者对临床试验的理解，保持和受试者沟通。对受试者在试验中出现的不适症状、体征等要耐心回答受试者提出的任何问题，消除受试者疑虑，稳定受试者情绪，鼓励受试者陈述病情或症状以便全面收集资料，从而尽可能客观、详细记录 AE，保证 AE 记录的准确性和一致性。

2. 详细询问，准确分析　试验过程中，研究者应定期观察并详细询问受试者情况，切实了解受试者心理、生理状况。对于受试者自诉的不适症状可能受心理因素影响的情况，如受试者自诉困倦、胃部不适等，研究者应详细询问受试者近期状况，考虑是否与近期睡眠状况、劳动强度及饮食有关，是否在试验之前也有相同的表现等，然后进行准确判断；对于实验室检测出现的异常值，研究者要考虑相关的影响因素如受试者饮食、合并用药等影响，要详细询问受试者近期饮食、合并用药等情况，必要时进行复测，以保证检查结果的准确性，从而保证 AE 与试验药物相关性判断的准确性。此外，需要排除受试者疾病症状对 AE 因果的影响，研究者在试验开始时应详细询问并记录受试者病史、既往用药史等信息，并在 AE 发生后仔细观察并询问受试者状况，综合考虑既往病史等相关情况，判断 AE 与试验药物相关性；必要时进行复测，保证 AE 因果评判的准确性。

针对参与临床试验的经验不同或处于不同临床试验阶段的受试者，研究者应分阶段、有重点地进行沟通、培训。例如，对于首次参加临床试验或试验前期的受试者，研究者应全面、详细介绍方案内容，使受试者对所参与的试验有一个全面了解，避免过重的心理负担造成对于自身症状的过度关注；对于有临床试验经历或试验后期的受试者，在与受试者沟通时则需要提高受试者的风险意识，提醒其对于自身发生的不适症状应及时报告研究者。

3. 统一标准，排除偏倚　为减少研究者认知的差异，在试验开始前，各中心对试验观察指标和实验室检查结果的异常范围应达成共识（如超出正常检测值上下限的多少倍可以认为异常有临床意义，可以作为 AE 等），并在试验方案内做出规定，以保证 AE 记录的一致性和因果评判的确定性。为减少各中心实验室的检测误差，避免 AE 记录偏差等问题的发生，在试验条件许可范围内，可将一些重要检查指标送往有资质且被认可的中心实验室进行检测，以保证检测结果的一致性。

4. 及时提醒，协助安排　为避免试验过程中 AE 漏记或记录延误、未随访或未追踪随访等问题，研究团队中可以设立 CRC 或研究护士的角色，CRC 或研究护士应保持和受试者的沟通，制订随访表、安排随访，并及时提醒研究者进行随访或追踪随访。如有 AE 发生应及时提醒研究者进行处理。

五、严重违背方案

严重违背方案主要包括纳入了不符合入选标准或符合排除标准的受试者、符合中止试验规定而未让受试者退出研究、给予错误治疗或剂量、给予方案禁止的合并用药、较多数据缺失等情况。严重违背方案可能会对受试者的权益/健康及对于判断试验药物安全性和疗效产生影响。临床试验研究人员应采取积极措施，避免其发生。

（一）影响因素

1. 受试者因素　受试者依从性是造成严重违背方案的重要因素之一。如果受试者严格遵循方案的意识薄弱，会造成方案依从性较差，如自行服用方案禁止的合并用药、不能配合试验的相应要求。

2. 研究者因素

（1）方案依从性及执行力：研究者对试验方案的理解及执行能力或者工作认真程度等都可能是导致严重违背方案的因素。最常见的现象就是纳入不符合入选标准或符合排除标准的受试者。例如，某试验中，研究者未等标本外送中心实验室的书面检验结果出来，仅凭对方口头报告的结果即纳入受试者，最终检查结果与口头报告结果不同，从而纳入了不符合入选标准或符合排除标准的受试者，导致严重违背方案。此外，还表现在研究者对退出标准掌握不准，相对比较随意，未让符合中止试验规定的受试者退出研究，从而导致严重方案违背。在合并用药方面，由于部分研究者对试验方案禁止的合并用药的具体内容不熟悉，或不重视合并用药对安全性和有效性的影响，因此在问诊时尤其是对门诊受试者的问诊不够细致，疏忽合并用药方面的问询，易导致试验过程中给予方案禁止的合并用药。还有一些研究护士因对试验方案不熟悉，发药时未仔细核对试验药物、发药剂量等信息，易导致给予错误治疗或剂量。这些情况在临床试验中还是比较常见的。

（2）与受试者的沟通交流程度：研究者与受试者沟通交流不充分不详细，或缺乏对重点环节的强调和解释。试验中常发现如果研究者反复及重点提醒受试者合并用药相关注意事项，受试者服用方案禁止的合并用药的现象就较少，反之，则常出现较多的合并用药导致严重违背方案。

（3）专业科室的配合：如果医生之间关于药物临床试验信息沟通不畅，也易导致试验过程中出现严重违背试验方案的现象。例如，某一受试者参加了临床试验项目，到其他医生处就诊时，由于开展临床试验的科室内部未能进行较好的沟通，使得其他医生不了解方案禁止的合并用药情况，给受试者开具了方案禁止的合并用药，导致严重方案违背。

3. 申办者/CRO 因素　CRA 对试验方案不熟悉、理解不够透彻，相关信息收集不充分也是造成试验方案严重违背的因素之一。例如，某试验方案规定禁止使用某类抗生素，并列出了一些具体药物，由于 CRA 未充分收集该类抗生素的相关信息，而允许研究者使用了方案中未列出的同类药物，误导研究者给予方案禁止的合并用药，导致严重方案违背。

（二）解决方法

1. 强化培训，强调重点　主要研究者和（或）项目负责人应组织参与该试验的研究者认真学习方案内容，反复强调试验的关键环节，加深研究者对试验方案重点环节的认识和记忆。必要时，设计方便携带的提醒卡，将试验流程、纳排标准、禁用的合并用药等列出清单，方便研究者随时查看对照。

2. 加强沟通密切配合　试验过程中，研究者应加强与受试者的沟通，详细、充分解释试验方案内容，尤其对一些需要受试者配合的环节，应反复强调，提高受试者依从性。同时，加强科室间的沟通与配合，研究者应将该试验的相关信息制作成卡片或列出清单，发放给其他医生，使其他医护人员了解试验的相关信息，配合临床试验。

3. 职责明确，层层把关　申办者/CRO 应加强对 CRA 的培训，加强其对方案的熟悉程度，使其充分理解方案内容，对临床试验做好充分准备，真正起到临床试验中监督检查和协助的作用。研究护士应配合研究者做好随访工作，和受试者充分沟通。在药物发放使用环节严格按照医疗流程仔细核对发药信息，避免发放错误药物或用错剂量。必要时，可以协助研究者核对检查报告单，确认检查报告单全部齐全、所有检查结果符合纳入标准时才发药，为筛选环节增加一个关口。

六、合并用药

药物临床试验中，合并用药是影响试验药物疗效评价的重要因素之一，是直接影响试验结果是否可靠、结论是否准确的环节，也是在药物临床试验过程中常见的问题。

（一）影响因素

药物临床试验中，合并用药的使用和记录主要与试验方案设计及研究者、申办者/CRO和受试者等方面的因素有关，其中研究者各方面的差异是影响合并用药的主要因素。

1. 试验方案的设计方面　试验方案设计是否科学、严谨、细致常常影响试验过程中合并用药的环节。如果在合并用药方面的规定含糊其辞模棱两可，或者仅仅规定了一些原则而缺乏详细的内容，或者极端严格都会造成研究者或者受试者违反方案的规定而合并其他药物。

2. 研究者方面　研究者缺乏严谨的科研作风、对试验方案的掌握理解不够、医生之间关于试验信息的沟通不充分等，都会造成一些违反方案的合并用药或采集合并用药的信息不全。

3. 申办者/CRO 方面　CRA 的监查工作不及时、不细致、不全面，未能进行全方位的核对和检查，容易造成违反方案的合并用药或合并用药的漏记。

4. 受试者　来自受试者自行合并用药的现象在临床试验中是最常见的问题，究其原因主要有下列几种。

（1）知情同意过程不充分，严格遵循方案的意识薄弱。尤其是安慰剂对照试验中，对参加试验心存较大的疑虑，容易自行合并其他药物。

（2）对试验药物疗效不满意。

（3）试验药物服用后出现一些不适，如胃肠道反应等。

（4）门诊患有慢性疾病病程较长的受试者长期在服用一些治疗药物，产生习惯不愿按照方案要求停服。

（二）解决方法

1. 合理设计，严谨科学　试验方案对于合并用药的设计如果严谨合理，可操作性强，则可以避免很多不合理的合并用药的现象。试验方案中和合并用药有关的内容主要是退出标准和合并用药规定两个方面，需要结合试验药物本身的特点、试验目的做出详细的规定。设计合理，就可以避免试验过程中盲目随意的合并用药，使试验过程具备较好的可操作性。例如，在一项评价试验药物对原发性痛风的止痛效应的安慰剂对照试验中，方案首先详细规定了 2 小时之内禁止合并所有的止痛药物，如果疼痛难忍不能缓解，则 2 小时后可以合并统一的，并且和试验药物有不一样的止痛作用效应的药物，如果疼痛依然难忍不能缓解，则在一定时间内就可以退出试验作为无效病例处理。这样的设计无论对于伦理考量、受试者依从、研究者的可操作方面都能接受，科学性方面由于考虑到了两组之间的均衡性，也不影响疗效的判断。

2. 详细询问，如实记录 试验过程中难免出现一些合并用药的情况，关键是需要判断这些合并用药是否对试验药物的安全性和有效性产生影响。因此，培训时要正确引导，使研究者真正认识合并用药对试验影响的关键所在，打消研究者面对合并用药问题时的顾虑。使研究者在随访过程中，能够详细询问受试者合并用药的情况，如实记录。

3. 充分告知，加深理解 知情同意时，研究者应详细告知受试者参加临床试验的目的和意义，详细告知严格遵循试验方案的重要性，详细告知方案禁止的合并用药，并强调受试者合并服用药物后要详细告知研究者的重要性，提高受试者的依从性。

4. 协调科室配合，完善细节管理 机构办公室应加强各个科室间的沟通与配合，将方案禁止使用的合并用药信息制作成卡片，发放给其他医护人员，了解试验的基本要求及合并用药等信息，积极配合。试验期间，研究者/研究护士/CRC 可给受试者发放在试验期间写有禁止服用合并用药的口袋卡/便利贴，要求受试者在其他医院、科室就诊时将其交给医生以免服用方案禁止的合并用药。

（王慧萍 翟紫红 谢 波 杨 玥 张莉莉 贺 晴 陈 红 周 人 厉伟兰 蒋 萌）

第三章　伦理审查认证及评估

第一节　中医药研究伦理审查体系认证

一、概述

中医药研究伦理审查体系认证（简称CAP认证）是国家认证认可监督管理委员会（国家认监委）2014年12月29日正式批准的首个中医药领域认证项目，是我国医学伦理领域唯一国家认证的项目，也是国际范围内首个传统医药研究伦理体系和认证项目。世界中医药学会联合会（世中联）是获准开展CAP认证的唯一合法认证机构。CAP认证的前期基础，是国家中医药管理局委托世中联开展的“中医药临床研究伦理审查平台评估”项目。

（一）中医药研究伦理审查体系认证的重要特点

1. 是以中医药研究受试者保护为主题的全面认证。

认证组由临床医学、临床药理、临床药学、伦理学和公共卫生学专业的专家及伦理委员会办公室秘书等人员组成，涵盖中医、西医两大领域。现场认证开始之前，首先会对认证组成员进行培训，明确认证要求，统一理解，统一方法。现场认证启动后，认证组在统一的伦理原则和伦理审查框架下，与伦理审查体系的组织管理部门、伦理委员会委员、伦理委员会办公室人员和研究者就如何保证伦理审查的高标准实施和保护受试者利益这一核心问题进行深入交流。

2. 是以提升中医药临床研究伦理审查能力和质量为目标的综合认证。CAP 认证不仅仅是对伦理委员会的认证，还是对整个受试者保护体系的综合认证。认证的主要目的是通过认证提升中医药临床研究伦理审查能力和质量，促进相关医疗科研机构做好伦理审查体系的规范建设。参与的认证专家，严格按照制定的标准发现、指出问题，并帮助被认证机构进行整改。

3. 是以质量管理、受试者保护持续跟踪改进为原则的过程认证。认证的基本原则是促进伦理审查质量和受试者保护的持续改进。认证过程中，能够指导相关机构建立伦理审查体系，制订管理制度和操作程序，建立质量管理指标，明确相关部门和人员的职责，改进工作流程。认证结束后，认证组将持续跟踪并给予指导和建议，帮助被认证机构整改。即使认证没有一次性通过，也会给予一定的改进时间，认证工作并不是一次性的完成，后期将有持续性的跟踪和帮助。

4. 是以中国文化、中医药特点为深刻内涵的自主品牌认证。在制定规范、建立标准、推进认证的过程中，除了体现国际通行原则，以及考虑中医药临床研究的行业特点外，还考虑我国的文化和国情。伦理审查不是完全意义上的科学审查，必须考虑文化、地区差异，少数民族地区的风俗习惯，甚至不同疾病人群的特殊问题。中医药是在中华民族的土壤中生存发展起来的医学体系，因此 CAP 认证在遵循国际通则基础上，也在不断地探索中医药伦理审查的要点，力求体现中医药行业特色和中国文化特点，打造中国自主认证品牌。

（二）通过中医药研究伦理审查体系认证的机构将获得以下受益

1. CAP 认证将有利于提高临床研究伦理审查的质量和能力。每年的年度监督审核，将继续提供专家指导，促进伦理审查质量和受试者保护的持续改进。

2. 帮助机构建立与国际接轨的中医药伦理审查体系。世界中医药学会联合会伦理委员会是一个国际性的学术组织，与世界卫生组织（WHO）、美国人类受试者保护体系认证协会（AAHRPP）、亚太地区伦理委员会论坛（FERCAP）等国际相关组织关系密切，将为通过认证的机构提供更多的国际学术交流与合作机会。

3. 通过认证的机构将更有能力承担重大科技项目，是“中医药临床研究伦理审查体系建设”水平达标的标志，能够获得更多机会承担/参与国家重大中医药临床研究课题。

4. 能够帮助各被认证机构建立受试者保护体系，优化工作流程，保护受试者。

（三）CAP 认证依据的技术标准

CAP 认证依据的技术标准是国家认监委批准备案的《涉及人的生物医学研究伦理审查体系要求》。伦理审查体系能满足以下四项标准时，其认证资格将有三年效期，当不能满足标准时也会被随时取消资格。这四项标准如下所示。

1. 医疗卫生组织机构根据相关法律、法规和指南，负责建立伦理审查体系，明确相关部门与人员职责，保证本机构承担或在本机构内实施的所有涉及人的生物医学研究项目都提交伦理审查，保护受试者，并对伦理审查体系的运行和审查质量提供支持和相应的管理。医疗卫生组织机构应根据相关法律、法规和指南，批准伦理委员会章程，并按章程规定，负责伦理委员会的组建与换届，为伦理委员会提供所需的资源，有机制保证伦理委员会工作的独立性和透明性。

2. 伦理委员会依据相关法律、法规和指南的伦理准则进行审查；伦理委员会按照会议审查的流程，对研究项目所涉及的伦理问题经过充分讨论后，以投票的方式做出决定。

3. 伦理委员会办公室根据组织机构批准的伦理委员会章程，按规定的程序，组织制定、颁布并执行伦理委员会的管理制度、指南与标准操作规程；依据对伦理委员会工作情况的评估，定期审核相关制度、指南与标准操作规程，必要时加以修改完善。伦理委员会办公室对文件档案管理有序，采取良好的安全措施以满足保密的要求。伦理委员会的文件档案可以是纸质文件或电子文件，或两者兼有。

4. 研究科室与研究人员将受试者的权益、健康和安全作为研究的首要关注问题。研究者应遵循法规、研究方案开展临床研究。

二、认证流程

CAP 认证周期为三年，包括初次审核（分为 2 个阶段）、监督审核（第一年、第二年）（图 3-1）。

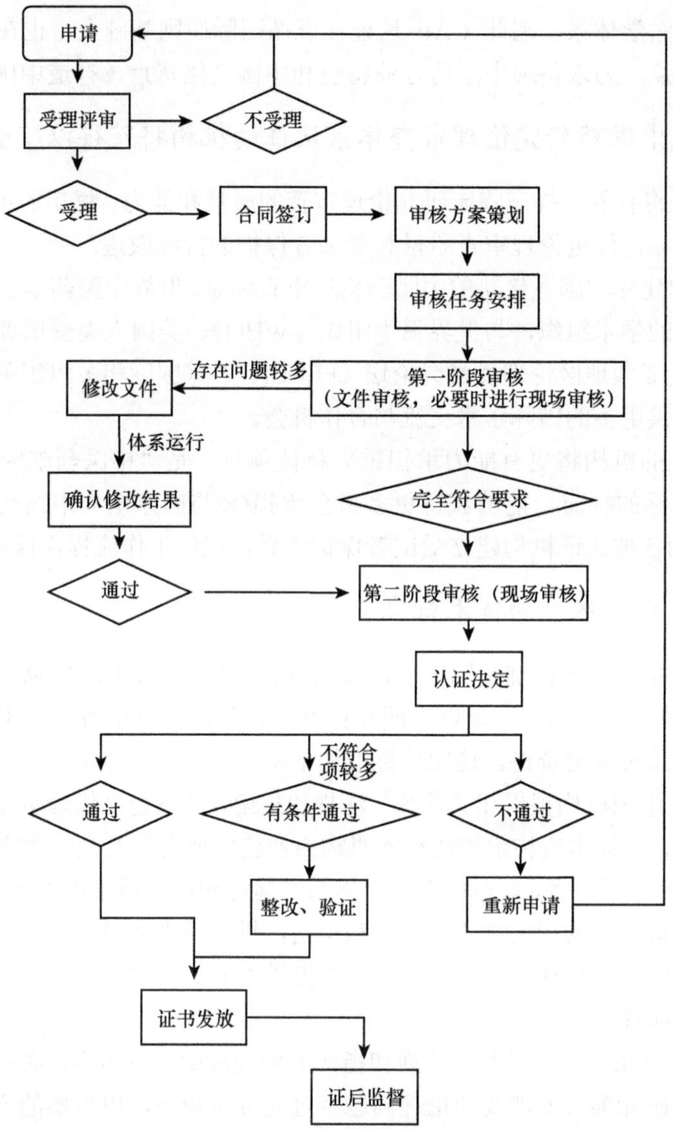

图 3-1　CAP 认证流程图

（一）申请和受理

1. CAP 认证的申请条件　申请 CAP 认证的组织机构应满足以下四个的条件要求。

（1）取得国家工商行政管理部门或有关机构注册登记法人资格。

（2）成立了伦理委员会，且其伦理审查范围涵盖中医药研究。

（3）伦理审查活动符合中华人民共和国相关法律、法规。

（4）建立实施了符合《涉及人的生物医学研究伦理审查体系要求》的伦理审查体系，并至少有效运行 6 个月且审查不少于 15 个项目（包括初始审查、跟踪审查和复审）。

2. CAP 认证的申请受理　世中联国际标准部负责受理 CAP 认证申请，并对申请材料进行评审。决定受理申请后，向申请机构发出审核通知和审核计划等文件。申请机构按要求做好认证初次审核的相关准备。

（二）初次认证

1. 第一阶段审核

（1）审核形式：一般为文件审核，必要时到现场进行审核。

（2）审核目的：确认机构的CAP体系文件已符合认证标准的要求，体系已正常运行，具备实施第二阶段审核的可行性。

（3）审核内容：①组织管理类文件；②伦理委员会制度、指南及标准操作规程；③伦理委员会委员与办公室工作人员情况；④近三年伦理审查项目、科研项目、药物和医疗器械临床试验项目情况；⑤相关的申请资料、审核所需调阅的其他的CAP体系文件。

（4）审核后的要求：如果发现文件不充分或不适宜，应进行分析并与申请机构沟通，提出整改的要求。申请机构需在1个月内完成第一阶段的整改并提交整改相关材料，认证机构需确认整改是否符合要求。

2. 第二阶段审核

（1）审核形式：现场审核。

（2）审核目的：确认申请机构的CAP体系的实施与认证技术规范的符合情况，验证其是否有效实施运行。

（3）审核内容：医疗卫生组织机构、伦理委员会、伦理委员会办公室、研究科室与研究人员等四项内容是否符合认证技术规范要求。第二阶段现场审核时，审核组会继续关注文件的审核，并重点关注文件的可操作性和实际运行的有效性。现场审核专家从组织机构、伦理委员会、伦理委员会办公室、研究科室和研究四方面进行审核。

（4）审核流程

1）首次会议：申请机构报告伦理审查平台建设与工作情况；审核组介绍认证目的、程序、认证安排等，并就第一阶段审核报告进行沟通。

2）现场审核：①面谈，核查申请机构相关部门、伦理委员会和办公室、研究人员履行职责的情况；核查制度、指南与SOP的执行情况；核查文件档案的管理情况；审查项目档案的规范性；受试者保护和方案的依从性；②观摩伦理审查会议，包括会议的组织、审查讨论与决定情况。

3）末次会议：审核组长报告审核发现和审核结论，申请机构的主要领导和相关人员参加，双方就审核发现进行交流。审核组的审核结论包括推荐通过认证、有条件推荐通过认证、不推荐通过认证。

（5）审核后的要求：必要时，申请机构需要在1个月内根据审核报告进行整改，在提交整改的相关材料后，认证机构对申请机构提出的纠正措施和实施效果进行验证，验证的主要方式为现场验证、书面验证、在随后的审核中验证。

（三）认证决定

认证机构的认证决定小组，根据审核报告、审核结论、整改材料等文件，可做出如下认证决定。

1. 通过认证　申请机构建立了中医药研究伦理审查体系，各相关部门制订了制度与操作程序，并在实际工作中执行，通过认证。

2. 有条件通过认证　申请机构初步建立了中医药研究伦理审查体系，各相关部门制订了制度与操作程序，但有部分规定没有在实际工作中执行，有条件通过认证。有条件通过认证的机构，需要整改后再次接受整改验证审核。

3. 不通过认证　申请机构没有建立中医药研究伦理审查体系，或有的相关部门没有制订制度与操作程序，或所制订的制度与操作程序不符合法规与指南要求，不通过认证。不通过认证的机构，经过整改后，需要重新提交认证申请。

凡通过认证的机构由认证机构颁发证书，并在认证机构网站上予以公告。对不通过认证的机构将在通知中说明原因。如该机构再次提出申请，至少 6 个月后才能受理。

（四）监督审核与再认证

1. 监督审核

（1）监督审核的时限要求：监督审核是指认证机构对获得认证的机构在证书有效期限内所进行的定期或不定期的复审。在认证证书的三年有效期内，每年至少进行一次监督审核。

初次认证后第一年监督审核，应在第二阶段审核最后一天起 12 个月内进行，超过 12 个月应办理暂停、撤销手续。

第二年及以后的监督审核应在第一年监督审核后 12 个月内进行。当有正当理由时，最长不得超过 15 个月进行，否则应办理暂停、撤销手续。

（2）监督审核的重点：监督审核主要考虑组织机构的变化、体系文件更改涉及区域的运行有效性、符合性；对上次审核不符合报告的纠正措施效果进行验证，有无遗留问题或再发生；体系持续改进机制是否健全；认证证书和认证标志的使用情况等。

（3）监督审核的结论：根据监督审核的结果得出，包括保持认证、暂停认证、撤销认证。

2. 再认证　第三年认证到期前，若要保持认证，需进行再认证审核。再认证审核重点考察被认证机构建立的 CAP 体系在认证周期内的运行情况。再认证活动安排与初次认证基本相同。当 CAP 体系、获证机构和 CAP 体系的运作环境没有重大变更时，再认证审核活动可以免除第一阶段审核，否则不能免除。

三、CAP 认证联系方式

1. 官网 http：//www.wfcms.org/ethics/

2. 电话 010-5865-0046

3. 传真 010-5865-0012

4. 电子邮箱 llscwyh@163.com

（王　卯　吴　静　陈　莹）

第二节　美国人类受试者保护体系认证

一、概述

人类受试者保护体系认证协会（the association for the accreditation of human research protection program，简称 AAHRPP）是美国一个独立的、非政府的、非赢利性的专业认证机构，为开展、审查或管理涉及人类研究的组织机构提供认证。其旨在通过在涉及人类研究的所有过程中，提倡遵循保护受试者的基本伦理道德原则，而实现规范化、高质量的医学研究工作。

（一）AAHRPP 认证的特点

1. 起步早、认可度高　自 2001 年起，AAHRPP 开始对合同研究组织、政府机构、医院、伦理委员会、研究机构及大学的受试者保护体系进行认证。认证的目的是向公众和申办方（政府和企业）表明，机构在遵循相关法规的基础上满足保护研究受试者的操作标准。AAHRPP 提供了一个自愿的、平等的、以教育为基础的认证程序。目前已有 200 余家机构获得全面认证，包括美国、加拿大、印度、新加坡、韩国和中国等国家和地区的机构。

2. 整体评估受试者保护　对于人类受试者的尊重与保护并不仅仅是伦理委员会的工作。伦理委员会应独立工作，但绝不是孤立工作。伦理委员会的“独立工作”表现在伦理审查决定不受试验申办者、研究者及行政机构的影响。它的“独立工作”一定是在政府、研究机构、申办者、研究者等各方充分支持与配合下完成，达到保护人类受试者，确保医学科学研究结果真实、完整的目标。保护人类受试者是研究机构、研究者、伦理委员会及其他与研究相关各方的共同职责，这是一个系统工程。

3. 国际认可　欧美各大医药公司倾向选择获得 AAHRPP 认证的机构作为合作单位，AAHRPP 认证享有国际声誉，但未获得我国官方承认。

（二）AAHRPP 认证的价值和意义

1. AAHRPP 认证是人类研究受试者保护的质量标志。设立严格的标准，鼓励机构积极自我评估，确认是否符合质量保证。

2. AAHRPP 要求机构采取全新的研究保护体系，不仅有相应的政策制度和操作规程，而且要以文件形式加以记录，并确保付诸实施。因此，获得认证的机构往往拥有更为流畅和高效的工作流程。

3. 促进以人为本的医院文化建设；契合医院发展战略，将研究伦理、人类受试者保护作为中医与西医、现代与传统、临床实践与科学研究之间的桥梁，加快医院从服务型医院向研究型医院转型的步伐。

二、认证流程

AAHRPP 认证采用一套客观标准来评估申请机构对保护受试者所采取措施的质量与水平，通过认证评估，机构可为受试者提供系统、全面的保护，展示其研究项目优质程度。受试者与申请机构均会受益于认证。

认证程序由以下四个阶段组成（图 3-2，图 3-3）。

1. 自评估，提交认证申请　这是认证程序中的第一步，也是最重要的一步。进行彻底全面、实实在在的自评估能使申请机构了解受试者保护体系中的薄弱处并进行纠正。申请机构需对受试者保护体系的状况及取得的成果进行自评。申请材料包括申请表、对受试者保护体系的自评估概述、机构有关受试者保护的政策和制度等文件材料。AAHRPP 专家在收到认证申请后将进行深入的评估审核，根据认证标准逐条进行反馈，以利于申请机构对受试者保护体系进行调整、补充和修正材料，进而达到和符合 AAHRPP 第一阶段认证的要求。

2. 实地访查　AAHRPP 实地访查专家组在评价与分析申请机构的自评基础上，安排实地访查计划，对机构的受试者保护体系进行观察、调查、访谈，审查相关文件档案、政策、规章、会议记录，抽查研究项目方案及知情同意书等相关资料。为了有效履行这一职责，实地访查专家组会在实地访查前与 AAHRPP 及申请机构双方签署保密协议。如申请机构不能被全面彻底考察、评估，AAHRPP 将不会授予认证。实地访查结束后，AAHRPP 会出具实地访查报告，申请机构需对报告提出的反馈意见进行改正和回复。

3. 认证委员会审查　AAHRPP 的认证委员会对实地访查专家组的实地访查报告及申请机构的回复进行综合评估，然后决定该机构的认证结果。认证结果分为四种：完全认证（full accreditation）、认证合格（qualified accreditation）、认证待定（accreditation pending）、认证未通过（accreditation withheld）。

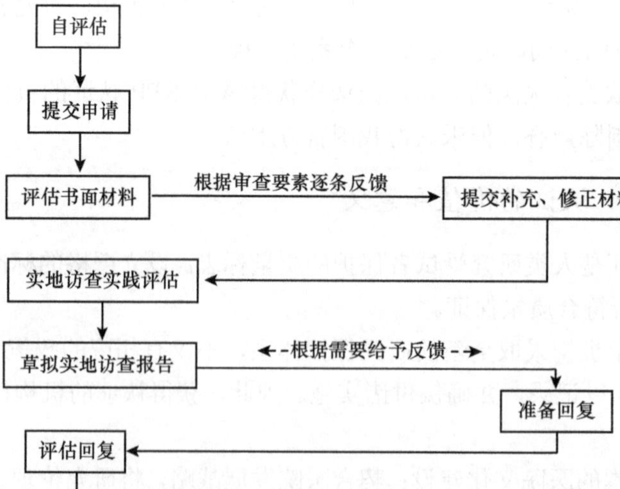

图 3-2　AAHRPP 认证流程简图

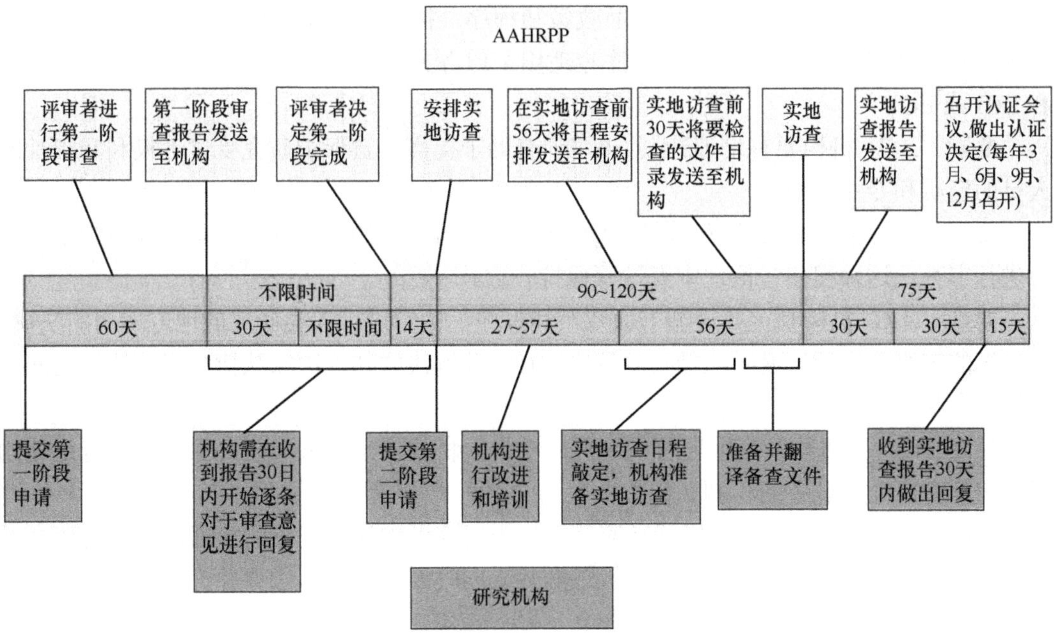

图 3-3　AAHRPP 认证各阶段要素及时限

4. 认证结果的通告　申请认证机构将会收到一份其机构认证评估结果的详细报告。通过认证的机构需每年向 AAHRPP 提交年度报告，并每 3 年接受认证复核。

三、AAHRPP 认证标准

（译自 http：//www.aahrpp.org/apply/process-overview/standards）

认证标准分为三个领域——机构、伦理委员会（IRB 或者 EC）、研究者和研究团队——代表了人类受试者保护体系（HRPP）内三个主要的责任范围。每一个领域又包含以下实践标准：为满足每一项标准所需要的特别要素。

领域Ⅰ：机构

机构领域描述了实体的结构特点，即为 HRPP 承担责任。组织结构是机构满足 HRPP 一系列责任的方式。机构的 HRPP 适用于所有研究，不论其资金多少。在机构领域所包含的标准之内，责任在于机构内部的各种实体，如研究办公室、教育单位（团体）、总法律顾问、申办者项目办公室、研究药房、利益冲突委员会及内部稽查或合规办公室。

标准Ⅰ-1：机构要有一套系统的、全面的针对保护所有研究受试者的人类研究保护计划。机构内所有成员都要知晓并遵循人类研究保护计划的政策和程序。

要素Ⅰ.1.A. 当所进行的活动由人类研究保护计划监督时，机构制定并遵循相应的书面政策和程序做出决定。

要素Ⅰ.1.B. 机构委派拥有足够地位、权威和独立性的官员负责人类研究保护计划，确保程序的实现与维护。

要素Ⅰ.1.C. 机构制定并遵循书面政策和程序，允许 IRB 或 EC 独立于机构内其他实体来执行对研究受试者的保护。

要素Ⅰ.1.D. 机构制定并遵循书面政策和程序，提出人类研究保护计划的伦理规范和准则（标准和惯例）。相关政策和程序也适用于申办方、研究者、研究团队、研究受试者和 IRB 或 EC。

要素Ⅰ.1.E. 机构要有培训计划，该培训有助于提高负责保护研究受试者权利和福祉的人员的资质和专业知识。

要素Ⅰ.1.F. 机构制定并遵循书面政策和程序，对提交的研究项目的科学性或学术有效性进行审查。这种程序与伦理审查过程保持一致。

要素Ⅰ.1.G. 机构制定并遵循书面政策和程序，确定进行人类研究的地方适用的法律，在研究的审查和进行研究时应顾及到这些法律，并解决联邦或国家法律与当地法律之间的差异。

标准Ⅰ-2：在机构管理或监督的研究活动中，机构要确保人类研究保护计划有足够的资源来保护研究受试者的权利和福祉。

标准Ⅰ-3：机构的跨国研究活动应符合人类研究保护计划提出的伦理原则，对研究受试者的保护应达到与所在研究地方相同的程度，同时要遵守当地法律并把文化背景也纳入考虑。

标准Ⅰ-4：机构对研究受试者的担忧（关注点）做出回应。

要素Ⅰ.4.A. 机构制定并遵循书面政策和程序，为未来的或过去的或当前的研究受试者或其指定的代表，建立一个安全、保密、可靠的渠道，允许他们讨论一些问题，如关注的东西和存在的疑问；获取信息；或让与具体研究项目或计划无关的知情人士向他们提供信息。

要素Ⅰ.4.B. 机构在适当的时候，开展一些活动，使受试者、有意受试者或他们的团体加强对人类研究的理解。这些活动要定期进行评估以进一步改善。

要素Ⅰ.4.C. 在适当的时候，机构鼓励社区成员参与研究的设计、实施及成果的推广。

标准Ⅰ-5：在遵循机构政策、程序及有效法律的基础上，必要时，机构应采取措施提高所遵守的规则、规范和指南（指导准则）。必要时，机构还应采取措施提高人类研究保护计划的质量、有效性和效率。

要素Ⅰ.5.A. 机构进行审核、检查或使用其他方法来评估符合机构的政策和程序及适用的法律、法规、规范和指南。必要时机构应进行改进以增加合规性。

要素Ⅰ.5.B. 机构进行审核、检查或使用其他方法来评估人类研究保护计划的质量、效率和有效性。

要素Ⅰ.5.C. 机构制定并遵循书面政策和程序，以便研究者和研究团队可以向机构提出关于人类研究保护计划的问题或建议，包括伦理审查过程。

要素Ⅰ.5.D. 机构制定并遵循书面政策和程序，以解决对与人类研究保护计划要求不符合的违规行为的指控。当不符合规定的行为发生时，在适当的时候，机构与 IRB 或 EC 应确保受试者受到保护。在适当的时候，这些政策和程序应包括报告这类行为。

标准Ⅰ-6：机构制定并遵循书面政策和程序，确保研究实施，识别、处理、减少或消除经济利益冲突。

要素Ⅰ.6.A. 机构制定并遵循书面政策和程序，识别、处理、减少或消除机构中可能影响研究实施或者研究诚信的经济利益冲突。

要素Ⅰ.6.B. 机构制定并遵循书面政策和程序，识别、处理、减少或消除研究者和研究团队中可能影响研究实施或者研究诚信的个人经济利益冲突。适当的时候，机构与IRB或EC合作确保经济利益冲突被解决、减少甚至消失。

标准Ⅰ-7：机构制定并遵循书面政策和程序，确保任何研究性或未经注册的药物/器械的使用符合适用的法律和管理的要求。

要素Ⅰ.7.A. 当研究涉及研究性或未经注册的药物/器械时，机构要确认试验用药/器械有合适的管理许可或者此许可符合免除的标准。

要素Ⅰ.7.B. 机构制定并遵循书面政策和程序，确保研究性或未经注册的药物/器械的处理符合法律和管理的要求。

要素Ⅰ.7.C. 机构制定并遵循书面政策和程序，遵循法律和管理的要求，支配研究性或未经注册的药物/器械的紧急使用。

标准Ⅰ-8：机构与公共的、企业的或私人申办方合作，以满足人类研究计划为保护所有受试者的要求。

要素Ⅰ.8.A. 机构与申办方达成书面协议：当研究受试者发生与研究相关的伤害时，在需要的时候，申办方负责提供医疗处理措施。

要素Ⅰ.8.B. 在偏远地区的研究，申办方负责研究的实地访查或实施研究监查，机构与申办方达成书面协议：申办方迅速向机构报告那些可能影响受试者安全或者影响研究实施的发现。

要素Ⅰ.8.C. 申办方有责任实施数据和安全监察，机构与申办方达成书面协议，申办方要向机构提供数据监察和确保受试者安全的措施，提供把数据和安全监察报告给机构的措施。

要素Ⅰ.8.D. 在开始研究前，对于研究结果的公布计划、研究者和申办方在出版物中的排名或公布研究结果的规定，机构与申办方要达成书面协议。

要素Ⅰ.8.E. 在研究结束后，当受试者的安全可能直接会被研究结果影响时，机构与申办方要达成书面协议：为了通知受试者，研究结果要告知研究者或机构。

领域Ⅱ：IRB或EC

一个HRPP，提供伦理审查和研究监督必须是代表性的责任。这些责任在不同的机构以不同的方式分配；在许多机构，IRB或EC与支持的人事部门和系统一起提供这些功用。在更多复杂的机构，可能会有多个IRB和一个公共的监督办公室。

标准Ⅱ-1：IRB或EC的组织和结构要适合研究审查的数量和性质，并且与现行的法律、法规、条文和指南相一致。

要素Ⅱ.1.A. 进行审查时，IRB或EC成员包括与研究类型相一致的委员参会，并且这将被记录在IRB或EC的签到表上。IRB或EC有一个或多个非隶属的成员；一个或多个代表普通受试者观点的成员；一个或多个没有科学背景的成员；一个或多个有科学或学术背景的成员；并且当IRB或EC定期的研究审查涉及弱势群体时，需要有一个或多个成员，这些成员熟悉该弱势群体，或者有与该弱势群体共同工作的经验。

要素Ⅱ.1.B. IRB或EC有合格的领导（如主任委员和副主任委员）和合格的成员及团

队。IRB 或 EC 的成员和组成要定期审查并适当调整。

要素Ⅱ.1.C. 机构制定并遵循书面的政策和程序，将竞争的商业利益从伦理审查中分离开。

要素Ⅱ.1.D. IRB 或 EC 制定并遵循书面的政策和程序，使委员和顾问不参与有利益冲突的研究方案或计划的审查，除了提供 IRB 或 EC 要求的信息。

要素Ⅱ.1.E. IRB 或 EC 制定并遵循书面的政策和程序，要求研究方案或计划被科学或学术专家或其他具备审查研究方案和计划专业知识的人审查。

标准Ⅱ-2：IRB 或 EC 评估每个研究方案或计划，以确保保护受试者。

要素Ⅱ.2.A. IRB 或 EC 制定并遵循书面政策和程序，由 IRB 或 EC 决定，研究活动是否符合现行法律和法规及对研究活动的豁免或允许。这些政策和程序的豁免决定不可以由研究者或其他可能对研究有利益冲突的人制定。

要素Ⅱ.2.B. IRB 或 EC 制定并遵循书面政策和程序，解决现行法律、法规所豁免的研究中受试者的保护问题。这些功能可能会被委派到 IRB 或 EC 以外的实体。

要素Ⅱ.2.C. IRB 或 EC 制定并遵循书面政策和程序，由 IRB 或 EC 召集进行上会。

要素Ⅱ.2.D. IRB 或 EC 制定并遵循书面政策和程序，由 IRB 或 EC 召集进行审查。

要素Ⅱ.2.D.1. 初始审查。

要素Ⅱ.2.D.2. 跟踪审查。

要素Ⅱ.2.D.3. 修正案审查。

要素Ⅱ.2.E. IRB 或 EC 制定并遵循书面政策和程序，如果使用这样的程序，通过快速程序进行审查。

要素Ⅱ.2.E.1. 初始审查。

要素Ⅱ.2.E.2. 继续审查。

要素Ⅱ.2.E.3. 修正案审查。

要素Ⅱ.2.F. IRB 或 EC 制定并遵循书面政策和程序，解决受试者涉及的风险或其他无法预料的问题，并在适当的时候报告这些行动。

要素Ⅱ.2.G. IRB 或 EC 制定并遵循书面政策和程序，必要时暂停或终止 IRB 或 EC 批准的研究，并在适当的时候报告这些行动。

要素Ⅱ.2.H. IRB 或 EC 制定并遵循书面政策和程序，通过定义参加单位保护研究受试者的相关责任来管理多中心研究，如报告未预见的意外问题或中期结果等。

标准Ⅱ-3：IRB 或 EC 根据现行法律、法规、规范和指南的标准来批准各研究方案或计划。

要素Ⅱ.3.A. IRB 或 EC 制定并遵循书面政策和程序，识别与分析风险，并确定将风险尽量最小化的措施。风险分析包括确定对受试者的风险和对社会与受试者潜在受益之间的关系是合理的。

要素Ⅱ.3.B. IRB 或 EC 制定并遵循书面政策和程序，审查数据和安全监察计划，明确数据和安全监察计划能为受试者提供足够的保护。

要素Ⅱ.3.C. IRB 或 EC 制定并遵循书面政策和程序，评估受试者的公平选择。

要素Ⅱ.3.C.1. IRB 或 EC 制定并遵循书面政策和程序，审查拟议的受试者招募方法、广告材料及补偿支付，并确定这样的安排是否公平、准确和恰当。

要素Ⅱ.3.D. IRB 或 EC 制定并遵循书面政策和程序，在受试者参与这项研究时，评估提议的保护研究受试者隐私利益的安排。

要素Ⅱ.3.E. IRB 或 EC 制定并遵循书面政策和程序，在研究开始、研究过程中和研究结束后的适当时间，评估提议的维护可识别数据机密性的安排。

要素Ⅱ.3.F. IRB 或 EC 制定并遵循书面政策和程序，评估知情同意过程，并要求研究者如实证明知情同意过程。

要素Ⅱ.3.G. IRB 或 EC 制定并遵循书面政策和程序，批准放弃或更改知情同意过程的规范，以及批准同意放弃知情同意的文件资料。

标准Ⅱ-4：IRB 或 EC 对容易受到胁迫或不当影响的个人和参与研究的人提供了额外的保护。

要素Ⅱ.4.A. IRB 或 EC 制定并遵循书面政策和程序，确定容易受到胁迫或不当影响的有意参加研究的人的风险，并确保对他们提供现行法律、法规、规范和指南所需要的额外的保护。

要素Ⅱ.4.B. IRB 或 EC 制定并遵循书面政策和程序，对无知情同意能力或知情同意能力有问题的有意参加者给予适当的保护措施。

要素Ⅱ.4.C. IRB 或 EC 制定并遵循书面政策和程序，同意紧急研究项目中放弃知情同意的申请，并根据现行法律、法规、规范和指南审查这类申请。

标准Ⅱ-5：IRB 或 EC 保存各项审查文档资料。

要素Ⅱ.5.A. IRB 或 EC 制定一套规定保存研究项目和研究活动的审议记录资料时限的程序，足以符合法律和监管要求及申办方的要求，也符合机构的政策和程序。

要素Ⅱ.5.B. IRB 或 EC 保存研究项目和研究活动的会议记录和会议决定，与法律和监管的要求一致，与申办方的要求一致，也与机构的政策和程序一致。

领域Ⅲ：研究者和研究人员（团队）

研究项目的实施环境和研究类型会影响到研究者和研究人员的角色和责任。能干的、知识渊博的、认真的、富有同情心的、负责任的研究者和研究人员可以为参与研究项目受试者提供最大可能的保护。

标准Ⅲ-1：除了遵循现行法律、法规外，研究者和研究人员还应遵守伦理原则及适合他们的行为准则。在研究设计和研究实施阶段，研究者和研究人员把保护研究受试者权利和利益的意识放在第一位。

要素Ⅲ.1.A. 研究者和研究人员清楚他们所进行的研究活动是由哪个 HRPP 监督的，他们也会在适当的时候寻求指导。

要素Ⅲ.1.B. 研究者和研究人员根据机构政策和监管要求来识别和披露财务利益，和机构一起管理、减少或消除利益冲突。

要素Ⅲ.1.C. 研究人员根据他们的纪律标准采用完善的研究设计。研究人员要以最大限度地减少受试者风险的方式进行研究设计。

要素Ⅲ.1.D. 研究人员在每项研究实施之前，确定已经具备保护受试者的必要资源。

要素Ⅲ.1.E. 研究者和研究人员要用公正和公平的方式招募受试者。

要素III.1F. 研究人员根据研究类型和研究群体，设计与其相适应的知情同意文件和获取知情同意的方法，强调理解和自愿参与的重要性，以促进受试者决策。

要素III.1.G. 研究者和研究人员针对受试者的疑问、抱怨或咨询应及时做出回应。

标准III-2：研究者和研究人员应符合对参与者进行研究的规定，并遵守所有现行法律、法规、规范和指南；遵守机构中保护研究受试者的政策和程序；遵守 IRB 或 EC 的决定。

要素III.2.A. 研究者和研究人员必须经过专业培训并获得胜任执行研究项目的资格，培训包括现行法律、法规、规范和指南知识，相关专业标准，有关保护研究受试者的机构的政策和程序。

要素III.2.B. 研究者要适当监督每项研究项目、研究团队和研究学员，并适当地分配研究的职责和功能。

要素III.2.C. 研究者和研究人员应遵守研究方案或计划的要求，遵循机构的政策和程序，以及 IRB 或 E C 的决定或要求。

要素III.2.D. 研究者和研究人员应根据报告的要求，遵循现行法律、法规、规范和指南，机构的政策和程序，IRB 或 EC 的要求。

要获得完整的认证，机构必须满足所有的标准，如果这些标准适用于该机构。例如，如果一个机构的研究不涉及实验论文，将不受 FDA 监管，因为标准 I -7 是不适用的。

四、AAHRPP 联系方式

1. 官网 http：//www.aahrpp.org/
2. 电话（202）783-1112
3. 传真（202）783-1113
4. 邮箱 accredit@aahrpp.org

（王　卯　吴　静　陈　莹）

第三节 亚太地区伦理委员会论坛伦理审查能力评估

一、概述

亚洲和西太平洋地区伦理审查委员会论坛（the forum for ethical review committees in the Asian and western Pacific region，简称 FERCAP）于 2000 年 1 月 12 日在泰国曼谷成立，旨在促进该地区对于行为学和生物医学伦理审查的认识及伦理审查工作更好地开展。

FERCAP 隶属于曼谷法政大学的联合健康科学学院，并在其设有办公室，曾为 WHO 的热带病特别培训和研究计划（TDR）中的一个项目，它是发展伦理审查能力战略行动（strategic initiative for developing capacity in ethical review，简称 SIDCER）旗下的地区性论坛。

（一）FERCAP 的成立目的

1. 加强区域内伦理委员会之间的交流。

2. 作为一个区域合作中心，为各项医学研究中的伦理委员会委员、研究者、申办者、监管者、患者及利益相关者服务。

3. 举办国际会议和专题研讨会。

4. 结合 WHO 的生物医学研究审查伦理委员会操作指南，协助制定和实施适用于本地区的伦理审查 SOP。

5. 给予本地区医学研究人员更多的培训机会。

6. 协调与 WHO 及其他国际组织在伦理审查方面的交流。

（二）FERCAP 的项目和计划

为了促进亚洲和西太平洋地区的伦理委员会的能力建设和质量改进，FERCAP 有以下主要项目和计划。

1. 国际年度会议。

2. 培训计划（人类受试者保护课程 HPPC、SOP 制定课程及伦理审查实践的检查与评估课程等）。

3. 协调 SIDCER、WHO-TDR、WHO 东南亚区域办事处（SEARO）、WHO 西太平洋区域办事处（WPRO）、WHO-TDR 临床协调和培训中心（CCTC），以及其他国家、地区和国际机构之间的沟通交流事务。

4. 参与 SIDCER 伦理委员会评估程序。FERCAP 评估工具包括：①WHO 生物医学研究审查伦理委员会操作指南（2000）；②WHO 伦理审查实践的检查与评估（2002）；③SIDCER 自评工具；④FERCAP 伦理委员会 SOP。

二、评估流程

1. 评估程序

（1）伦理委员会自评估：伦理委员会提交申请后，将收到一份完整的评估材料。评估材料填写完成后，将被审核以决定是否可以进行现场检查。如果材料需要改进，将提供书面改进意见，以为现场检查做准备。

（2）现场检查：申请评估的伦理委员会在完成自评估后，将迎接现场检查。检查人员由 SIDCER 或区域论坛委派，均经过 FERCAP 组织的培训。现场检查包括访谈、文件和工作流程评估、考察伦理委员会设施及观摩伦理审查会议。检查之后，将给予所评估的伦理委员会一份检查建议的书面报告，并附上相关检查文件的副本（图 3-4）。

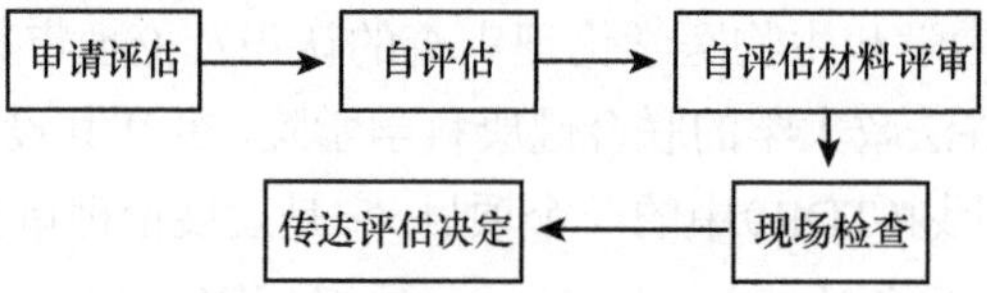

图 3-4　FERCAP 评估流程简图

（3）认可：如果评估均符合标准，SIDCER 委员会将授予认可。

2. 认可的类别　取决于是初次申请还是复核申请。一般来说，将根据伦理委员会的组织架构、伦理审查政策遵循情况、审查流程完整性、审查后续工作及文件记录和存档等几方面进行认可。

（1）初次申请：可能获得的认可类型包括“完全认可”、“预认可”或者“待认可”。符合所有评估标准的伦理委员会将获得“完全认可”。如果伦理委员会符合大部分的评估标准，但仍有需要改进之处，将获得“预认可”。SIDCER 委员会将根据具体情况，规定其在合理的时间段内解决这些不足。如果伦理委员会在规定的时间内完成改正措施，将获得“完全认可”。如果伦理委员会不能在规定时间内解决这些不足，可提交书面延期申请，申请应包括一份完成改正措施的计划。如延期申请获同意，SIDCER 委员会将通知伦理委员会。伦理委员会若在延长的时间内完成改正措施，将授予“完全认可”。如果伦理委员会未按时完成改正且未再次提交书面延期申请，或延期申请遭拒绝，则该伦理委员会的认可级别将降至“待认可”。“待认可”的伦理委员会不符合多数的评估标准，或不能在规定的时间内完成改正措施。当伦理委员会认为改正措施已完成后，可再次提交评估申请。

（2）复核申请：伦理委员会应在认可的 3 年有效期满前 5 个月提交复核申请。SIDCER 委员会根据现场复核结果决定是否继续授予认可。

1）完全认可：伦理委员会符合所有评估标准。

2）取消认可：若 SIDCER 委员会认为所检查的伦理委员会不再符合“预认可”的标准且没有能力或不愿采取有效的改正措施，将取消其先前获得的认可。

3）待重新认可：“待重新认可”的伦理委员会不符合“完全认可”的标准，但有意愿且有能力在规定的时间内采取有效的改正措施。SIDCER 委员会将视其改正情况决定是否授予“完全认可”。

3. 认可期限　认可有效期最长三年，SIDCER 委员会有缩短认可有效期及如若伦理委员会不再符合认可标准时终止认可的自由裁量权。

4. 报告　获得认可的伦理委员会需向 SIDCER 委员会提交年度报告，应包括当年伦理委员会的相关活动、SOP 及指南的修改、新增的 SOP 及指南、管理层或管理流程的改变等。

5. 证书　符合“完全认可”或“预认可”标准的伦理委员会将获得相应的证书。“待认可”的伦理委员会没有证书。

6. 检查员培训　每一个检查员都需通过FERCAP组织的所有培训课程。

三、FERCAP评估标准和认可要求

（译自http：//www.fercap-sidcer.org/recog.php）

（一）评估标准

1. 伦理委员会的组成与组织架构　伦理委员会及其工作人员的组织架构、组成及职能适合于所审查研究项目的数量和性质。

2. 遵循法规及操作规程　伦理委员会有一套合适的管理和操作规程保证伦理审查工作能够有条不紊地良好开展。

3. 审查工作的完整性　伦理委员会根据既定的规程及时审查研究项目以保护研究受试者的利益。

4. 完成审查程序之后　伦理委员会应就审查决定与研究者进行充分有效的沟通交流。

5. 文档记录与存档　伦理委员会文件系统地存档。

6. 证书　若符合以上5项标准将授予认可证书，认可有效期最长3年，SIDCER委员会有缩短认可有效期及如若伦理委员会不再符合认可标准时终止认可的自由裁量权。

（二）伦理委员会获得认可要求

通常根据伦理委员会工作质量、伦理审查政策依从性、审查流程完整性、审查后续工作及文件记录和档案等几方面对伦理委员会进行认可。

此认可要求与SIDCER自评估工具、SIDCER认可要求、WHO生物医学研究审查伦理委员会操作指南中的标准、WHO伦理审查实践的检查与评估指南，以及ICH-GCP、ICH协调三方指南等配合使用。

1. 组成及组织架构　伦理委员会及其工作人员的组织架构、组成及职能适合于所审查研究项目的数量和性质。

（1）关于委员的要求：①人数，至少5人。②性别，男女平衡。③经验和学识，伦理学、自然科学和社会科学背景的委员平衡，有备选人士以涵盖所审查的课题。④非科学或法学人士。⑤外单位人士（独立于研究机构之外）。⑥委任的条款及条件，包括政策、任期、取消资格、离任和换届的流程。

（2）管理方面的要求：伦理委员会应具有以下条件。①负责伦理委员会日常工作的管理人员；②伦理委员会工作人员的职能及行为有文件可循；③足够的行政人员；④委任委员的条款和条件。

（3）委员初始培训及继续教育：有适用于委员入门及继续教育的相关规定。

（4）伦理委员会办公室：伦理委员会应当有足以维持良好运转的办公空间和必要的设备。

（5）利益冲突的管理：伦理委员会应有处理利益冲突的相关政策。

2. 政策依从性　有合适的管理和操作流程保证伦理审查工作能够良好、有条不紊地开展。

（1）伦理委员会的管理：伦理委员会的职权范围有文可依并予以公示，包括其工作目的、范围、目标、活动、组织和管理。

（2）SOP 的可操作性：伦理委员会有书面的 SOP 文件以供执行，任何违背 SOP 的情况都应有原因说明。

（3）SOP 涵盖的范围和职能：SOP 应对伦理委员会的审查范围做出规定。SOP 应包括（但不限于）一般审查流程、复审、修正案审查、跟踪审查、隐私和保密、知情同意书审查及快速审查。

（4）持续审核 SOP：SOP 应至少每 3 年审核一次，必要时进行修订。伦理委员会应说明 SOP 审核的频率并出示旧版本 SOP 档案文件的副本。

（5）送审指南：伦理委员会应为研究者提供送审指南，指南包括伦理委员会对于不同类型的研究所做出的要求，并应提供知情同意书设计指南及模版。

（6）送审流程：伦理委员会应告知研究者送审的时限要求。根据研究类型，为研究者提供标准格式的申请表。

（7）会议要求：有相关文件对于审查会议的要求做出规定，包括法定到会人数、委员专业背景及职业的要求。

3. 审查流程的完整性　伦理委员会根据既定的规程及时审查研究项目以保护研究参与者的利益。

（1）送审材料的完整性：伦理委员会应保证每一个送审材料的完整性。

（2）审查流程：应有足够的时间审查并提出意见。有文件对审查（会审和快审）流程做出详细规定，并遵循。伦理委员会制定选择独立顾问的流程，为特殊专业领域的研究方案提供咨询。伦理委员会应有决定研究项目免除审查或采用快速审查的标准及快审、会审后的处理流程。

（3）跟踪审查及修正案审查：根据研究风险，遵循流程进行跟踪审查（至少每年一次）。包括研究进展报告在内的跟踪审查所需文件清单应提供给研究者。伦理委员会应明确规定研究者需提交跟踪审查并在 SOP 中说明跟踪审查方式。伦理委员会应向研究者说明任何方案的修正均需得到伦理委员会批准后方能实施。伦理委员会制定修正案审查流程。

（4）审查要素：伦理委员会应明确审查要素，包括研究意义、科学设计和实施、风险和受益、知情同意、受试者的选择及保护等。

（5）其他类型的审查：伦理委员会为其他类型的审查制定了审查程序，如实地访查报告、数据安全监察委员会报告、严重不良事件报告、终止研究报告及研究完成报告，并严格遵循程序。

（6）伦理委员会会议记录的完整性：会议记录应完整包括会议的各方面内容，如分配给审查的时间记录等，能显示伦理委员会的运作情况及对操作规程依从性。会议记录应准确反映出哪些委员参会，他们做了什么及发生时间。

（7）审查决定的流程：伦理委员会有关于做出审查决定的操作流程，保证委员自由、充分地参加讨论并投票。

4. 审查之后的工作　做出审查决定后，伦理委员会就审查决定与研究者进行充分有效的沟通。

传达决定：伦理委员会有效和及时地传达审查决定。否定性决定，必须清楚地说明否定的理由；条件性决定，应具体说明要改正之处。伦理委员会发出的批准函或否定函中应明确陈述同意条件或否定原因。暂停/终止研究决定函中应明确陈述解除暂停的条件及暂停或终止研究的原因。

5. 文件档案　伦理委员会文件档案管理有条不紊。

伦理委员会文件档案：保存每个项目的全套伦理审查材料，至少至研究结束后3年。与研究项目有关的讨论和决定文件及伦理委员会的沟通交流记录均妥善保存，并便于调阅。所有与伦理委员会有效运作相关的文件，包括SOP、章程、年度报告、法规指南等，均应妥善保存。

有文件档案检索及保存期限方面的操作细则，并严格遵循。

四、FERCAP联系方式

1. 官网 http：//www.fercap-sidcer.org
2. 电话 （+66）025644440转1800
3. 传真 +6625644398
4. 邮箱 atoynavarro@yahoo.com；cristina.torres@yahoo.com

（王　卯　吴　静　陈　莹）

第四章　药物临床试验实验室认可

第一节　概　况

药物临床试验的大量数据来自于医疗机构的临床检验实验室和生物样本分析测试实验室。实验数据的准确、可靠有赖于实验室内部的质量管理。ISO/IEC 17025 和 ISO 15189 分别是国际标准化组织（ISO）对检测/校准实验室和医学实验室的质量和能力的专用要求。这两个标准从涉及实验管理和技术的多方面规范实验室的质量行为，促进实验室提高内部管理水平、技术能力、服务质量和服务水平，增强竞争能力，使其能公正、科学和准确地为社会提供高信誉的服务。

中国合格评定国家认可委员会（China national accreditation service for conformity assessment，CNAS）是根据《中华人民共和国认证认可条例》的规定，由国家认证认可监督管理委员会批准设立并授权的国家认可机构，通过对实验室 ISO/IEC 17025 或 ISO 15189 质量管理符合性的检查，对其进行规定类型的检测和（或）校准的能力给予一种正式承认。

ISO 15189 标准中很多条款是和 ISO/IEC 17025 一致的，只是使用了医学专业术语，增加了一些医药实验室的特殊要求。一般医疗机构中的检验科和相关的医学实验室申请 ISO 15189 认可，生物样品分析实验室申请 ISO/IEC 17025 认可。

一、相关概念

1. 实验室　在实验室认可活动中，实验室指的是从事校准或检测的机构。实验室按其工作性质又可分检测实验室（包括医学实验室）和校准实验室。

2. 实验室认可　认可机构是正式表明检测和校准实验室具备实施特定检测和校准工作能力的第三方。

3. 实验室认可机构　CNAS 统一负责对认证机构、实验室和检查机构等相关机构的认可工作。

4. 实验室认可的对象　任何愿意获得认可的从事校准和（或）检测工作的实验室都可以向 CNAS 申请认可。

二、实验室认可依据

1. CNAS-CL01　2006《检测和校准实验室能力认可准则》（内容等同采用 ISO/IEC 17025：2005）。

2. CNAS-CL02　2012《医学实验室质量和能力认可准则》（内容等同采用 ISO 15189：2012）。

在以上基本认可准则的基础上，CNAS 针对某些技术领域的特定情况制定了一系列应用指南和应用说明（可在 CNAS 网站实验室认可规范区域下载）。

三、医学实验室认可

2003 年国际标准化组织颁布了一项专门针对医学实验室认可的国际标准 ISO 15189：2003，是集质量体系、技术体系、管理体系于一体，以 ISO 9000（质量）和 ISO 17025（校准）两个体系为基础建立起来的，适用于医学实验室的各学科专业领域。2006 年 CNAS 将 ISO 15189 作为我国医学实验室认可标准，颁布 CNAS-CL02：2006《医学实验室质量和能力认可准则》；之后历经 2008、2012 年两次改版，最新发布改版的 CNAS-CL02：2012《医学实验室质量和能力认可准则》（等同 ISO 15189：2012），并于 2015 年 6 月 1 日开始实施。自 2004 年 7 月 1 日开始受理依据 ISO 15189 的认可申请以来，已有 270 多家医学实验室获得认可证书。

ISO 15189 是指导医学实验室建立完善和先进质量管理体系较适用的标准。从管理要求和技术要求两大方面提出了医学实验室应遵守的要求。在管理方面，描述了实验室组织和管理、质量管理体系、文件控制、服务活动、不符合的识别与控制等方面的要求。在技术要素上，则对人员、设备、设施等要素及检验程序和结果报告等要点做出了规定。此外，还应考虑医学实验室工作的安全性和伦理学问题。通过 ISO 15189 认可，检验结果可在多个国家的数千家实验室（已获国际 ISO15189 认可的）互认。

四、检测和校准实验室认可

ISO 17025 标准是由国际标准化组织 ISO/CASCO（国际标准化组织/合格评定委员会）制定的实验室管理标准。CNAS 于 2006 年颁布 CNAS-CL01：2006《检测和校准实验室能力认可准则》（内容等同采用 ISO/IEC 17025：2005）。此认可准则同样从管理和技术两个方面对分析检测实验室提出了要求。药物临床试验生物样本分析实验室通过申请 ISO/IEC 17025 认可，建立和健全独立运行的生物样本分析实验室质保体系，以确保检测结果的准确可靠。目前已有十多家医疗机构临床药理研究中心或其分析实验室通过 ISO 17025 认可。

（张　军　殷俊刚）

第二节　实验室认可主要流程

一、认可申请

1. 意向申请　申请实验室可以用来访、电话、传真及其他电子通讯方式向 CNAS 秘书处表示认可意向。

2. 实验室准备　实验室成立认可决策层；通过各种方式参加认可知识培训；建立质量管理体系；起草质量管理体系文件；对建立的质量管理体系进行培训；对质量管理体系进行试运行至少 6 个月；对质量管理体系至少进行一次完整的管理评审和内部审核。

3. 参加 CNAS 或其承认的机构所组织的能力验证活动至少一次（适用时）。只有在申请人证明其参加了能力验证活动且表现满意，CNAS 方予以受理。

4. 正式申请阶段

（1）申请方式：提交申请文件并交纳申请费用。正式申请材料应以纸版的形式寄往 CNAS 秘书处，文件审查通过后即正式受理，并于 3 个月内安排现场评审。文件审查不符合要求时，秘书处或评审组以书面方式通知申请人采取纠正措施。

（2）申请书及相关文件资料：实验室认可申请书、相关附表及随申请书提交的文件资料（可在 CNAS 网站实验室认可工作文件区域下载）。

二、现场评审

1. CNAS 提前将现场评审正式通知发往申请实验室；由评审组长、观察员和技术专家组成的评审组按通知规定的时间，依据 CNAS 的认可准则、规则和要求及有关技术标准对申请人申请范围内的技术能力和质量管理活动进行现场评审。

2. 实验室准备工作　实验室对管理体系文件和记录应认真分类整理，以保证现场评审时方便取阅；实验室为评审组配备陪同人员，确定评审组的工作场所及所需资源。一般安排质量负责人接待管理评审，技术负责人接待技术评审。

3. 现场评审

（1）首次会议：评审组主持会议，明确评审的目的、依据、范围和将涉及的部门、人员；听取实验室负责人介绍实验室概况和主要工作人员及实验室评审准备工作情况等。

（2）现场参观：对实验室的工作场所、设施、设备、环境实地参观。

（3）管理体系文件和记录评价：依据实验室的主要认可准则和实验室建立的管理体系要求对管理体系文件和记录进行抽样检查。

（4）测量审核：主要采取设备比对、人员比对、留样再测、标准操作考核等方式，观察实验室操作与其文件规定的符合性、不同设备/不同操作人员之间的一致性、检验结果的重复性等。

（5）授权签字人考核：评审组采取提问方式对申请人的授权签字人进行考核，确认其是否可以签发带认可标识/联合标识的报告或证书。

（6）末次会议：向实验室报告评审情况，对评审中发现的主要问题加以说明，确认不符合项和观察项；宣布现场评审结论，提出整改要求及具体的整改验证日期。现场评审结论分为符合、基本符合（需对不符合的纠正措施进行跟踪）、不符合 3 种，由评审组在现场评审结束时给出。

三、跟踪验证

实验室针对不符合项和观察项的根本原因，制订详细的纠正措施并落实具体实施；在实施完成并效果良好的前提下，将纠正措施、实施记录、见证文件或照片等整理成书面材料寄往 CNAS 秘书处。由评审组对实验室的纠正措施进行跟踪验证和确认，核实和确认现场评审中发现的不符合项纠正措施的有效性。

四、认可批准

CNAS 秘书处负责将评审组的评审报告及其推荐意见提交给评定委员会，评定委员会对申请方与认可要求的符合性进行评价并做出决定，评定结果是以下四种类型之一：予以认可；部分认可；不予认可；补充证据或信息，再行评定。

对于同意认可的评定，CNAS 秘书长经授权签发认可证书，认可证书有效期为 3 年。

五、认可的流程图

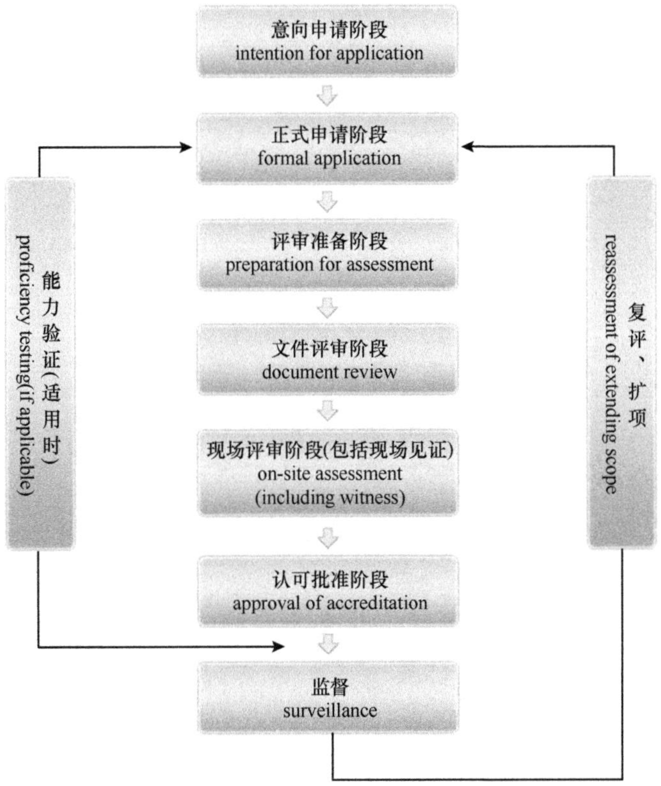

（此图来源于 CNAS 官网）

六、CNAS 联系方式

1. 官网：http：// www.cnas.org.cn /
2. 电话：010- 67105253
3. 地址：北京市东城区南花市大街 8 号
4. 邮编：100062

（张　军　殷俊刚）

第三节　实验室认可的监督评审与复评审

一、监督评审

实验室在认可有效期内应接受CNAS的监督评审。监督评审包括定期监督评审和不定期监督评审。

1. 定期监督评审　主要观察实验室对认可规则、认可准则的持续符合性，已认可技术能力和质量的维持情况，参加能力验证计划/实验室间比对的情况，实验室变更情况，对不符合项纠正措施有效性的验证，人员的持续培训等。CNAS的定期监督评审方式同现场评审。定期监督评审应在实验室获得认可后的12个月内进行。

2. 不定期监督评审　获准认可实验室发生实验室机构变更、CNAS的认可要求变化或CNAS秘书处认为需要对投诉、其他反映情况进行调查等情况时，CNAS秘书处可随时安排不定期监督评审或不定期的访问。不定期监督评审的方式包括现场评审、文件评审、已认可机构的自我核查及声明、参加指定的能力验证计划/实验室间比对计划、调查与问询等。

二、复评审

复评审是CNAS在认可有效期结束前对获准认可机构实施的全面评审，以确定是否持续符合认可条件，并将认可延续到下一个有效期。获准认可的实验室应在认可有效期到期前6个月向CNAS秘书处提出复评审申请，复评审的要求和程序与初次认可一致，是针对全部申请范围和全部认可要求的评审。

复评审时，已获认可的技术能力可按认可证书附件中表述的方式填写配置表，将主要仪器设备列出即可，无须将所有参数一一列出。扩大认可的范围及认可变更中新增的内容，必须对所有参数逐一展开填写。

三、暂停、恢复、撤销和注销认可

1. 暂停认可　若实验室不能持续地符合CNAS的认可条件和要求，CNAS可以暂停实验室部分或全部认可范围，暂停期不大于6个月。

2. 恢复认可　被暂停认可的实验室，在规定的暂停期限内实施纠正措施，并经CNAS确认符合要求后，可以恢复认可资格。

3. 撤销认可　被暂停认可的实验室超过暂停期仍不能恢复认可；认可规则或认可准则变更，不能或不愿继续满足认可要求；实验室不能履行CNAS规定的义务；有恶意损害CNAS声誉行为；存在不诚信行为等情况，CNAS可以撤销认可。

4. 注销认可　实验室自愿申请撤销认可及认可有效期到期未获得认可资格的情况下，CNAS可以注销认可。

（张　军　殷俊刚）

第四节 实验室认可其他申请

一、扩大、缩小认可范围

1. 扩大认可范围 获准认可的实验室有增加检测/校准方法、依据标准、仪器、项目/参数，增加检测/校准地点，扩大检测/校准的测量范围/量程等情形，在认可有效期内可以向 CNAS 秘书处提出扩大认可范围的申请。

2. 缩小认可范围 获准认可的实验室自愿申请缩小其认可范围，失去原认可范围内的部分能力，某些技术能力或质量管理不再满足认可要求等情况，可以向 CNAS 秘书处提出缩小认可范围的申请。

二、认可变更

1. 实验室的变更 获准认可的实验室如发生名称、地址、法律地位和主要政策变化；实验室的组织机构、高级管理和技术人员、授权签字人发生变更；认可范围内依据的标准/方法、重要设备、环境、检测、校准工作范围及有关项目发生重大改变；其他可能影响其认可范围内业务活动和体系运行的变更；应在 20 个工作日内以书面形式通知 CNAS 秘书处。CNAS 秘书处在得到变更通知并核实情况后，视变更性质采取必要措施以保证实验室符合认可要求。

2. 认可规则、认可准则的变更 当认可规则、认可准则、认可要求发生变更时，CNAS 及时通知实验室，通过监督评审或复评审的方式对获准认可实验室与新要求的符合性进行确认，在确认合格后方能维持认可。

（张 军 般俊刚）

第五章　药物临床试验机构信息化管理

第一节　概　　况

近年来随着互联网和计算机技术的不断发展，药物临床试验机构管理的电子化已成为大趋势，逐步从纸质记录、人工管理的模式向电子化、信息化转变，在节省大量人力、物力和时间的同时，对完善临床试验的管理和提高临床试验的质量起到了良好的推动作用。

据不完全统计，全国有 30 余家医疗机构的临床试验机构办公室使用了药物临床试验机构管理系统，实现机构办公室与专业各科室、医技科室、药物临床试验药房和财务的联网，大大提高了机构的管理效率。本章对药物临床试验机构管理的电子信息系统的设计做一简要介绍。

第二节　机构办公室信息管理

药物临床试验机构与研究者在 GCP 中共同承担研究者的职责，同时两者是管理者和被管理者的关系。机构办公室作为药物临床试验机构的业务管理部门，负责组织药物临床试验机构相关制度建设、培训及考核等工作。

药物临床试验机构办公电子信息系统的建立，可以对机构的医疗机构概况、药物临床试验组织管理机构设置与负责人情况、专业科室及人员情况、专业科室年平均门诊诊疗人次和入出院人次、药物临床试验管理制度和标准操作规程的制订情况、研究人员参加药物临床试验技术和相关法规的培训情况、实施药物临床试验的情况、机构主要仪器设备情况等建立数据库，大大提高了机构办公室对机构药物临床试验运行管理的效率。

一、专业科室及研究人员管理

包括专业科室名称、研究人员基本信息、参加药物临床试验技术和相关法规的培训情况、项目授权、教育经历、工作经历、论文、著作等情况，机构办公室负责对其他用户信息进行管理维护，包括添加、修改、重置密码等。系统用户登录后可修改本人资料、密码等。通过完善用户基本信息、培训情况、教育及工作经历，系统直接生成研究者履历。研究人员信息管理电子信息系统的设计见图 5-1。

二、培训信息管理

依据 GCP 要求，开展研究人员的培训管理工作。培训分为派出培训、机构内部培训、临床试验开始前培训。临床研究培训的对象包括机构管理人员、主要研究者、研究者、研究护士、药物管理员等。机构办公室工作人员负责研究者的 GCP 培训证书归档，培训证书应扫描上传；负责药物临床试验管理系统的培训信息管理，记录培训主办单位、培训类别、地点、日期等信息。培训信息添加及汇总电子信息系统的设计见图 5-2、图 5-3。

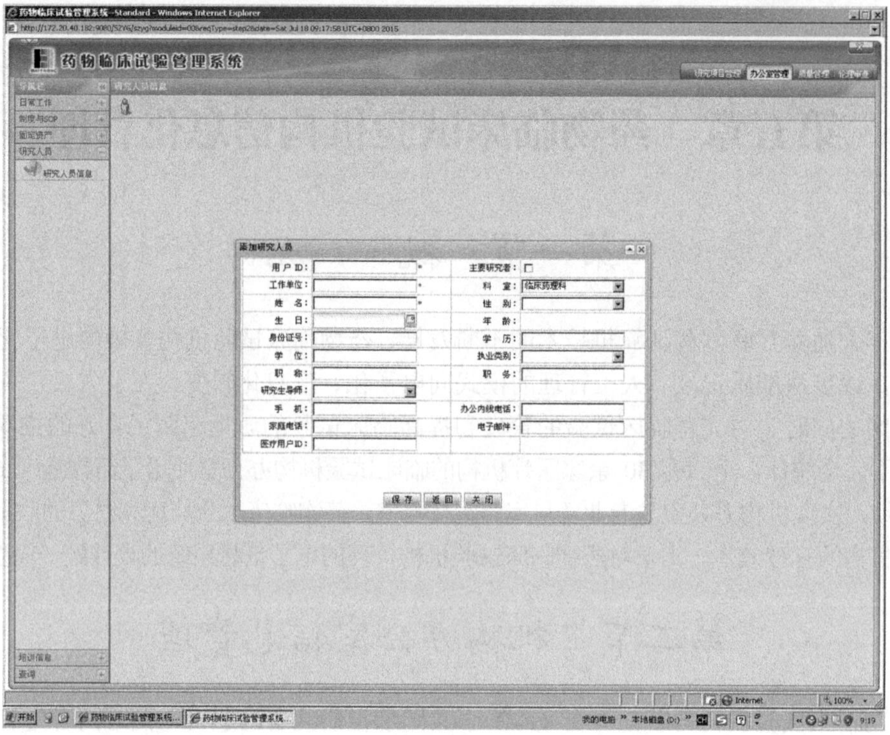

图 5-1　研究人员信息管理

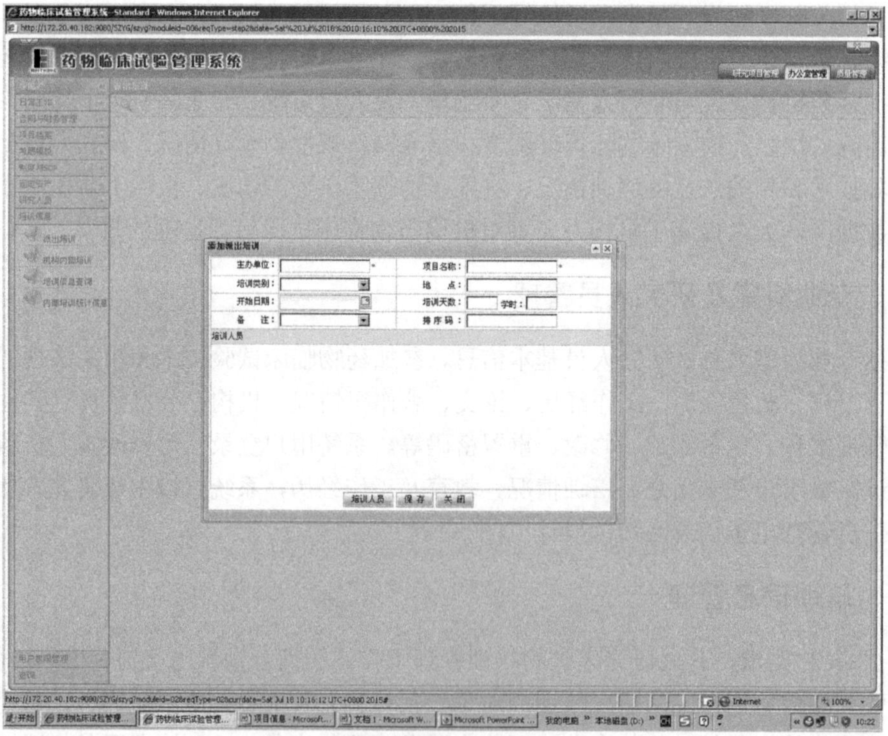

图 5-2　培训信息添加

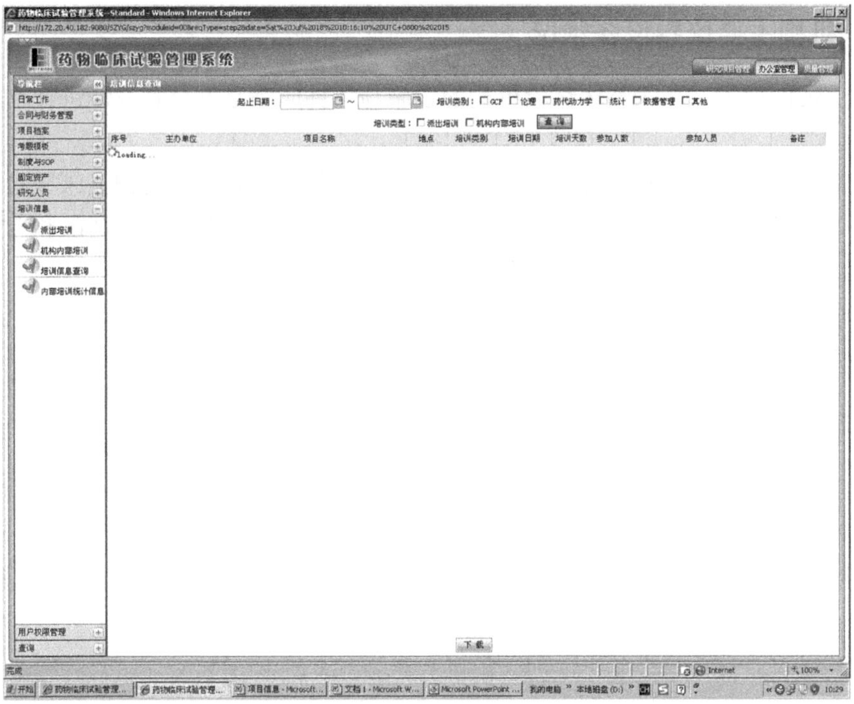

图 5-3　培训信息汇总

三、制度与 SOP

临床试验机构管理制度与 SOP 由专人起草、审核通过后，上传至管理系统。研究者可通过管理系统查阅。机构管理制度和 SOP 查阅的电子信息系统的设计见图 5-4。

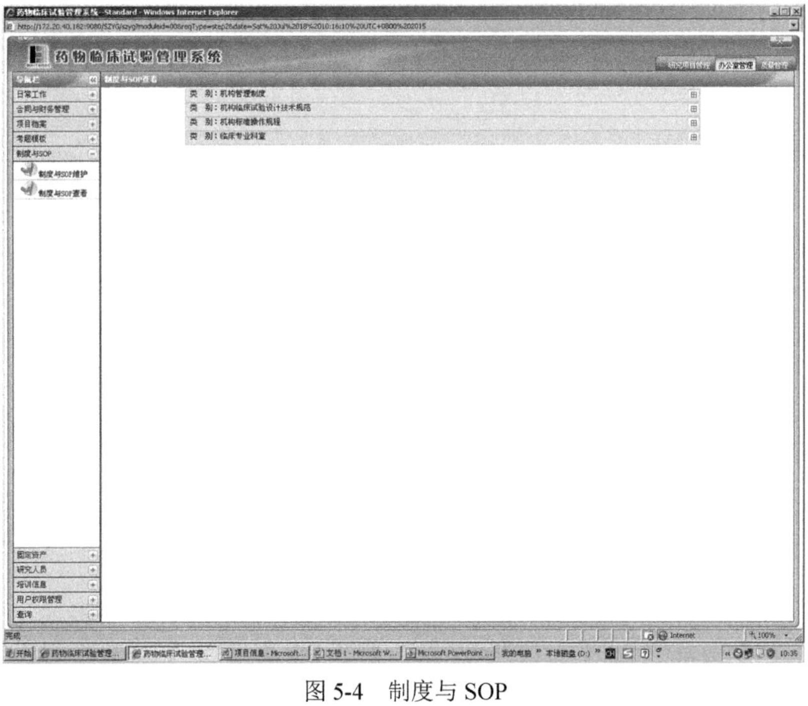

图 5-4　制度与 SOP

四、机构主要仪器设备情况

根据 GCP 要求，药物临床试验机构的设施与条件应满足安全有效地进行临床试验的需要。

药物临床试验机构资格认定临床试验相关设施：具有与开展的药物临床试验相适应的仪器设备，定期校验，工作状态良好；具有必要的抢救设备设施、急救药品和专业特点的抢救预案。机构主要仪器设备电子信息系统的设计见图 5-5。

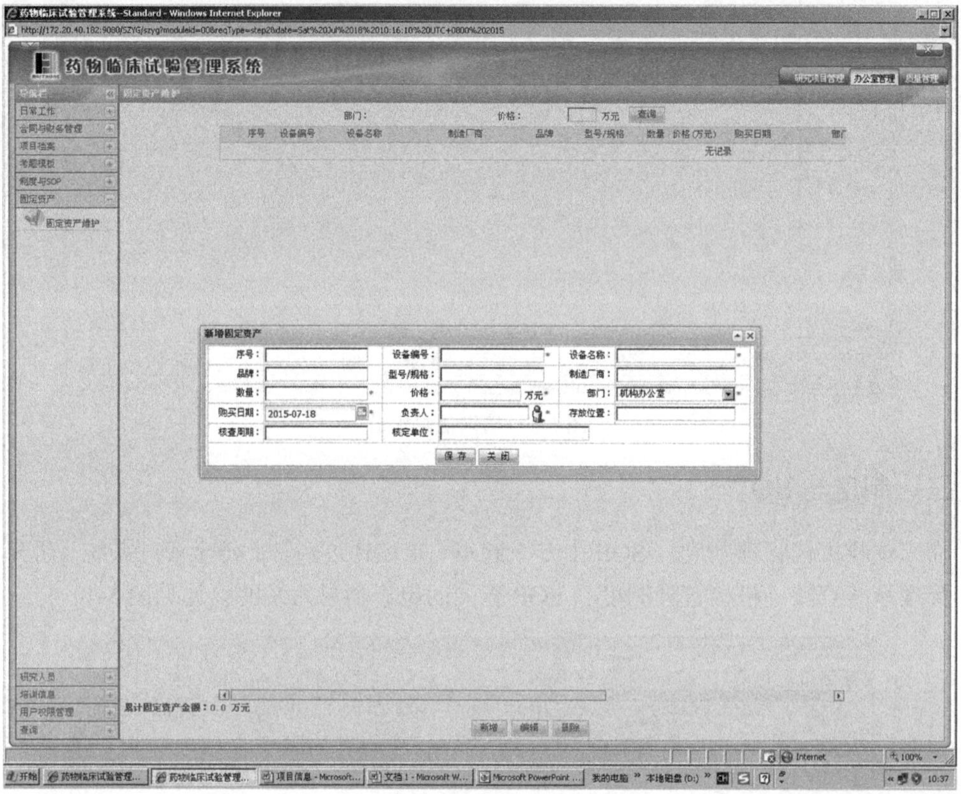

图 5-5　主要仪器设备

第三节　临床试验项目信息管理

根据药物临床试验机构管理的相关规定，机构办公室是药物临床试验机构的业务管理部门，应具有一定数量的医药学相关专业背景和相应资质的专职管理人员。机构办公室负责对本机构承担的药物临床试验进行业务管理，组织药物临床试验机构相关制度建设、培训及考核等工作，统筹药物临床试验的立项管理、试验用药品管理、资料管理、临床研究协调员管理及质量管理的相关工作，协助财务部门进行项目经费管理等。

项目管理采用流程节点控制技术，保证研究按既定的流程进行，管理与研究人员履行各自职责，消除随意性；采用标准化模板技术，保证临床试验的财务、合同、档案等符合法规要求；采用报表生成技术，自动形成事件执行记录文件与衍生报表。

项目管理包括项目信息管理、项目流程管理、项目信息查询等部分。其中项目信息管理包括基本信息管理、联系阶段、准备阶段、实施阶段、结束阶段、后续阶段、封档、修改记录；项目流程管理包括立项评估、项目档案目录、临床试验协调会议、合同管理、经费管理、签收研究文件、培训与授权、试验启动与备案、总结盖章、项目工作日志、项目阶段调整；项目信息查询包括临床试验项目、药监检查一览表、项目经费一览表。

一、项目信息管理

主要针对临床试验的信息进行管理，包括试验类别、分期、药物临床试验批件号、申办方/合同研究组织（contract research organization，CRO）信息、主要研究者信息等内容，按照联系阶段→准备阶段→实施阶段→结束阶段→后续阶段归档。通过系统实现信息的共享，确保了机构、伦理委员会与研究者之间信息的传递。项目各阶段信息管理电子信息系统的设计见图 5-6 至图 5-10。

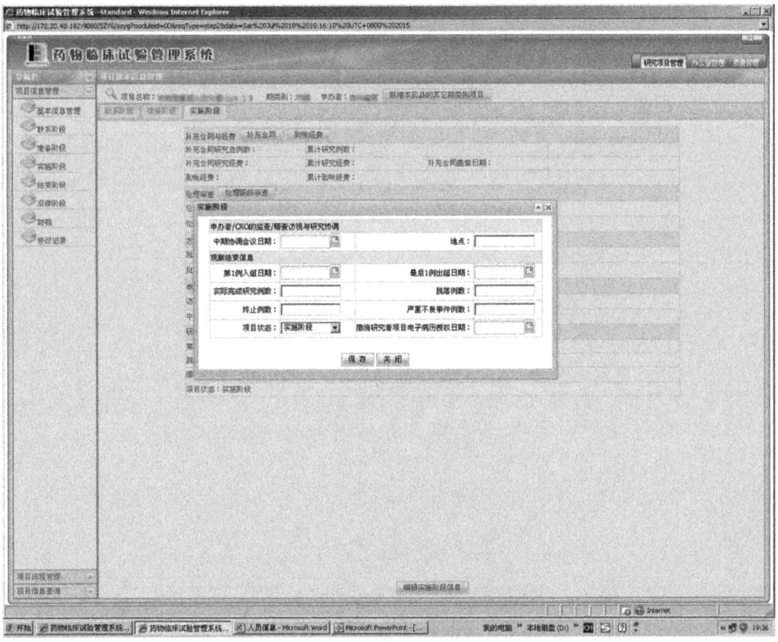

图 5-6　项目基本信息管理

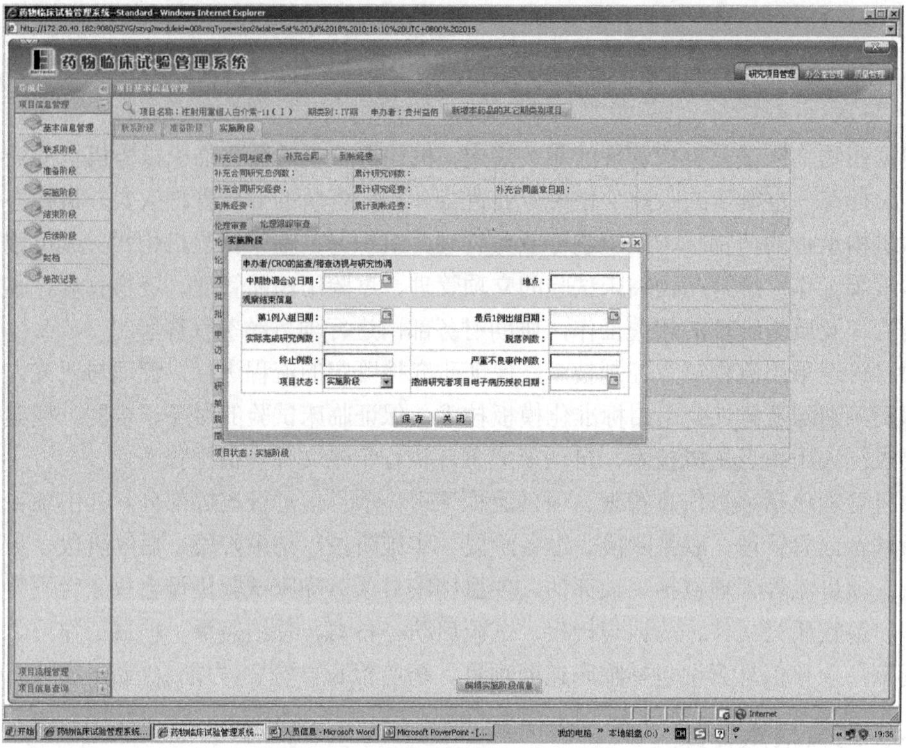

图 5-7　项目准备阶段信息管理

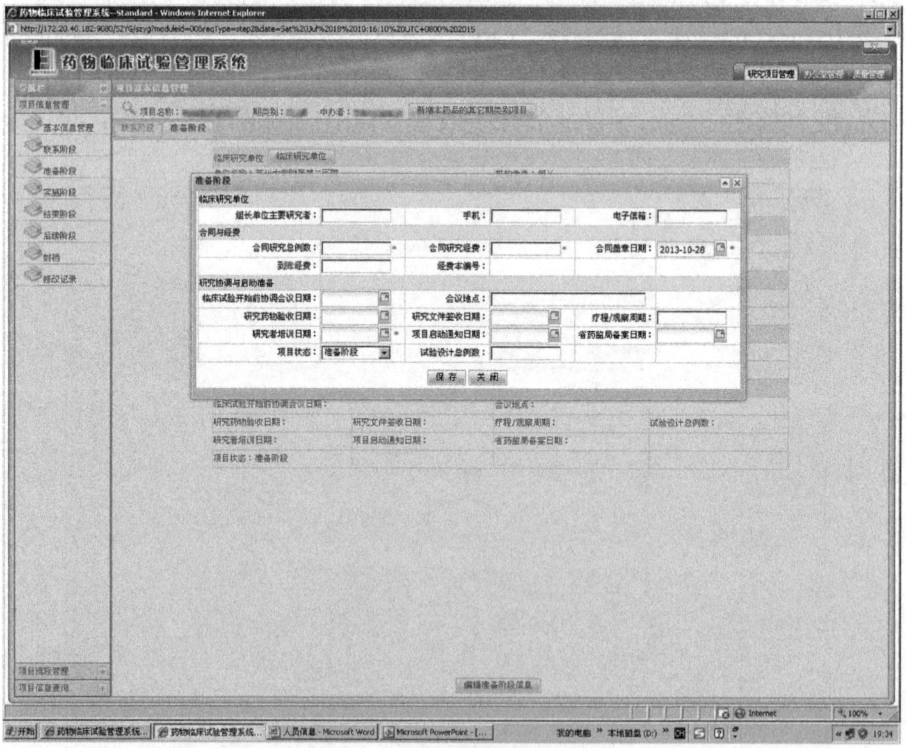

图 5-8　项目实施阶段信息管理

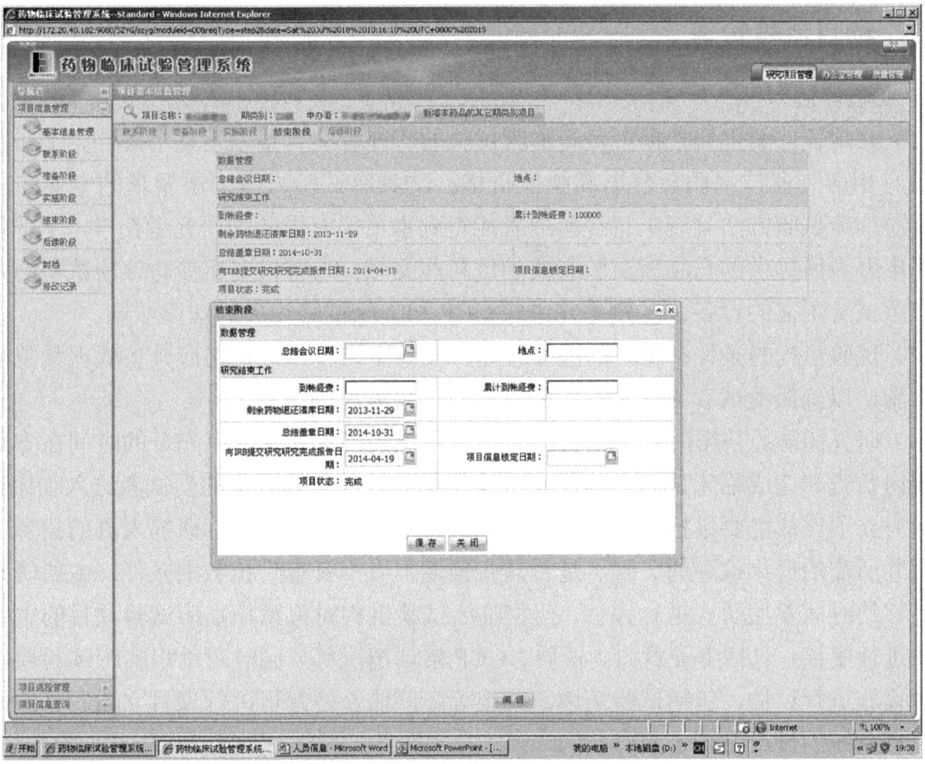

图 5-9　项目结束阶段信息管理

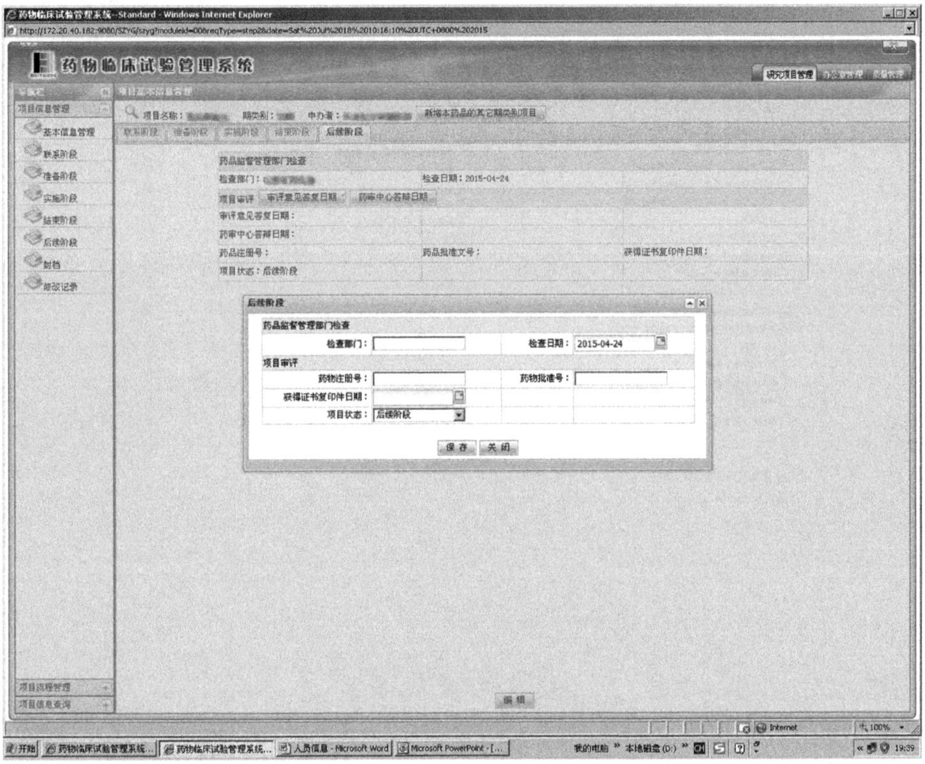

图 5-10　项目后续阶段信息管理

二、项目流程管理

1. 立项评估

（1）立项评估的主要依据：负责临床试验的研究者应具备以下几个条件。①在医疗机构中具有相应专业技术职务任职和执业资格；②具有试验方案中所要求的专业知识和经验；③对临床试验方法具有丰富经验或者能得到本单位有经验的研究者在学术上的指导；④熟悉申办者所提供的与临床试验有关的资料与文献；⑤有权支配参与该项试验的人员和使用该项试验所需的设备；⑥熟悉并遵守 GCP 和临床试验相关的法律法规。

（2）试验机构的条件：良好的医疗设施、实验室设备，该机构应具备处理紧急情况的一切设施，以确保受试者的安全。实验室检查结果应准确可靠。

（3）研究团队：获得所在医疗机构或主管单位的同意，保证有充分的时间在方案规定的期限内负责和完成临床试验。确保有足够数量并符合试验方案的受试者进入临床试验。

（4）立项评估主要包括以下内容：临床试验主要研究者对目标研究人群的招募、是否具备研究所需的理化检查的条件、是否具备预期严重不良事件抢救的条件、主要研究者是否有足够的时间参加研究进行评估。药物临床试验机构对拟承担临床试验项目的主要研究者资质进行审核，包括专业背景、资质、GCP 培训情况等。同时对承担临床试验项目的科室硬件设施进行评估，包括试验场地、设施等。评估合格方可进行项目立项。立项评估表电子信息系统的设计见图 5-11。

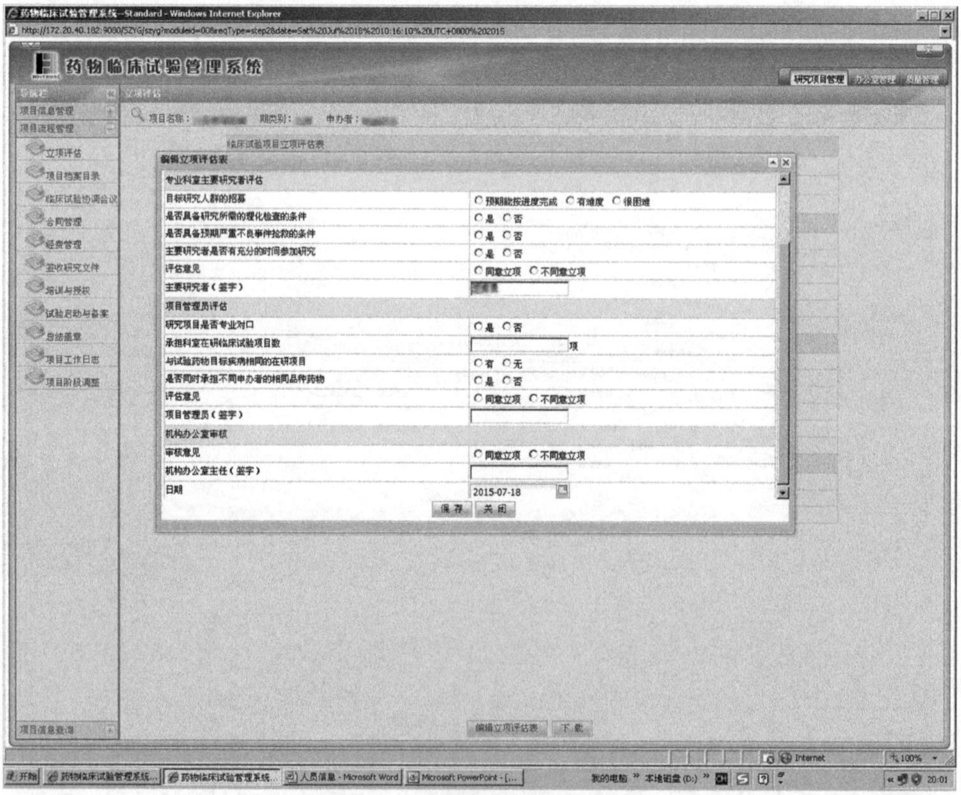

图 5-11 项目立项评估表

2. 合同/经费管理　研究者应与申办者商定有关临床试验的费用，并在合同中写明。研究者在临床试验过程中，不得向受试者收取试验用药所需的费用。药物临床试验机构协助财务部门进行项目经费管理。主要研究者、机构办公室与申办者洽谈临床试验合同。医院财务部门对合同的合法合规性进行审核，审核员在合同起草、审核单上签署审核意见。经医院法人或法人代表授权者、研究者、申办者签字和盖章生效。试验经费由医院财务部门统一管理，药物临床试验机构协助管理。

合同审核及经费管理电子信息系统的设计见图 5-12、图 5-13。

药物临床试验项目合同流程单

一、项目概况

项目名称	
申办者	
CRO	

二、起草

责任者	签名	日期
主要研究者		
项目管理员		
机构办公室主任		

三、审核

审核意见			
审核人员签名		日期	

图 5-12　合同审核流程单

3. 培训与授权　研究者应负责组建合格的研究团队，对研究人员进行岗位分工，并通过系统赋予其职能相对应的功能权限，满足不同研究人员之间的工作需要。并就临床试验方案、研究项目操作规程、病历等进行培训，完成培训记录。培训与授权电子信息系统的设计见图 5-14。

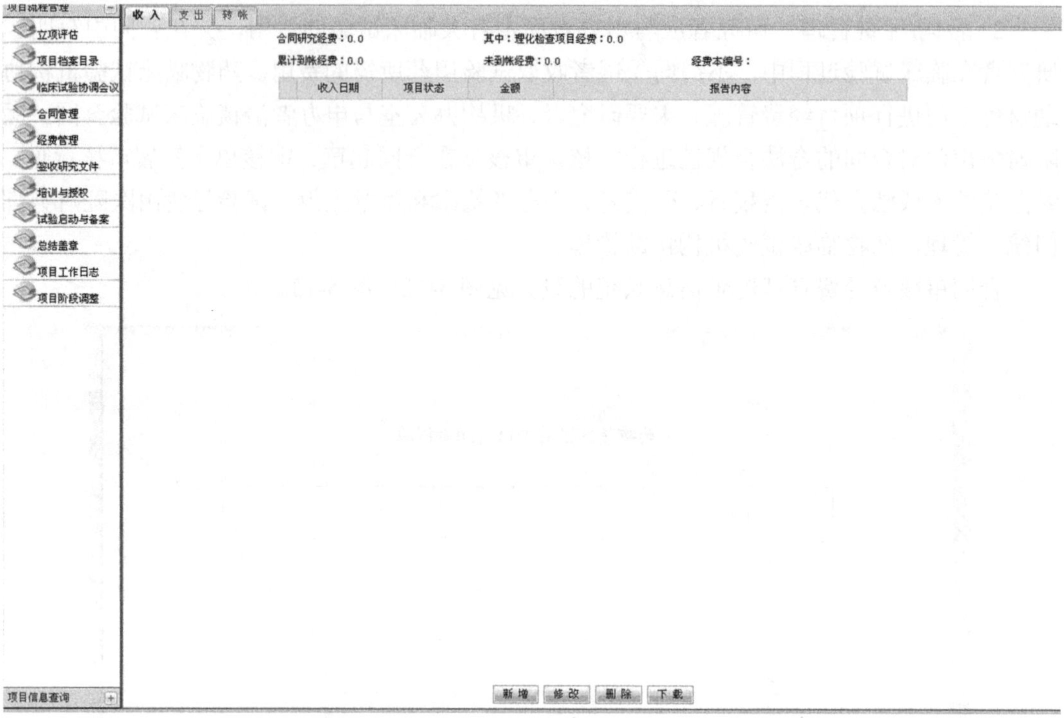

图 5-13 经费管理

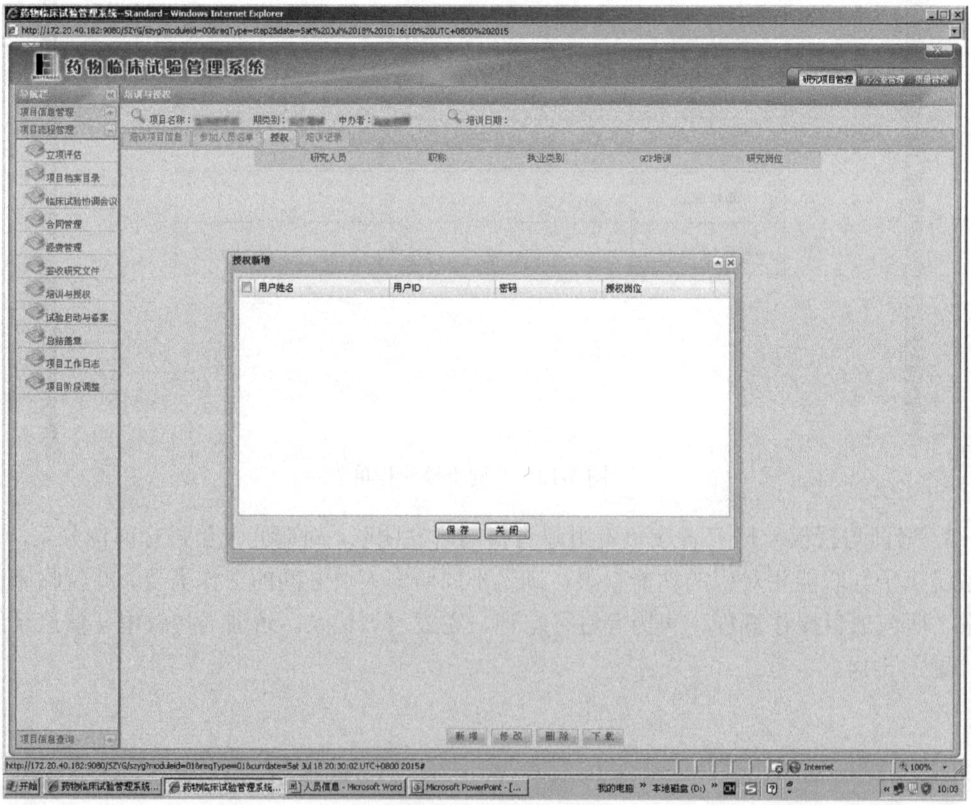

图 5-14 培训与授权

三、项目信息查询

为达到快速查询的目的，系统可以根据查询条件生成不同类型的报表，可以按照启动日期、总结日期、试验阶段、临床期类别等统计。项目查询电子信息系统的设计见图 5-15。

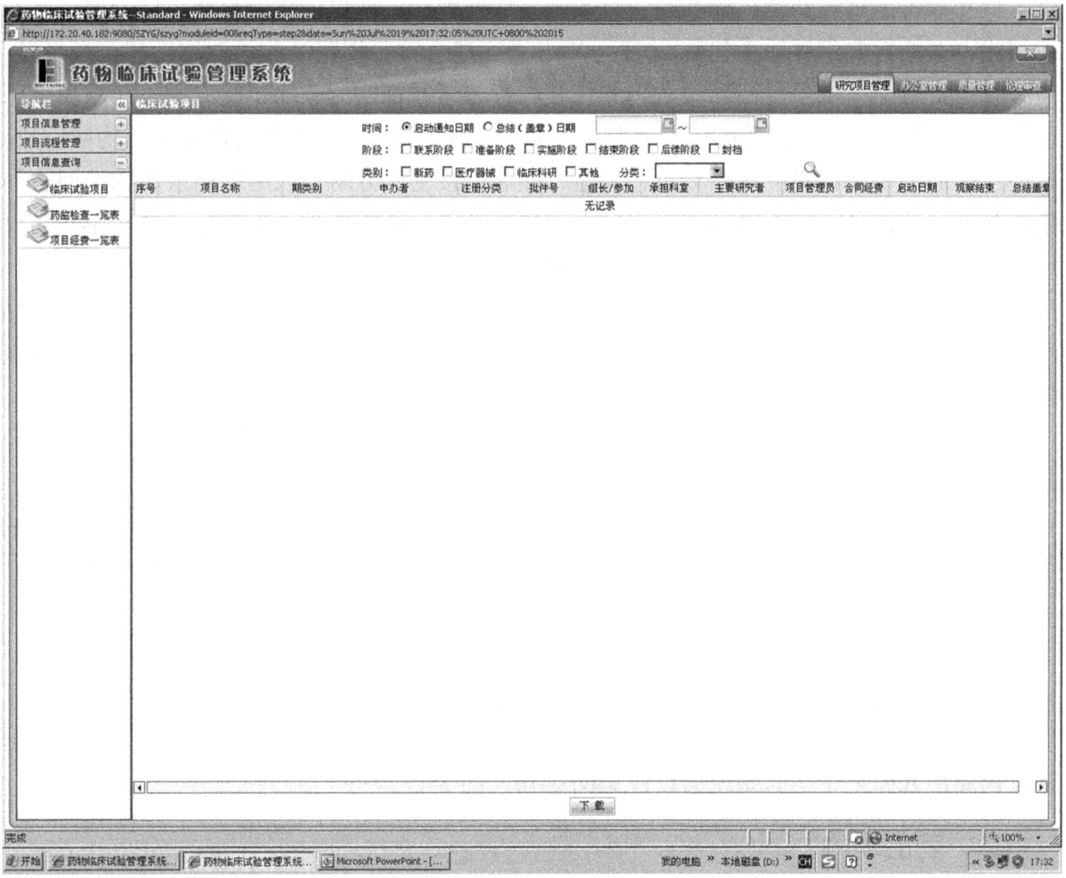

图 5-15　项目信息查询

第四节　临床试验药物信息管理

根据 GCP 对试验药物管理的要求，申办者向研究者提供具有易于识别、正确编码并贴有特殊标签的试验药物、标准品、对照药品或安慰剂，并保证质量合格。试验用药品应按试验方案的需要进行适当包装、保存。申办者应建立试验用药品的管理制度和记录系统。申办者负责对临床试验用药品做适当的包装与标签，并标明为临床试验专用。在双盲临床试验中，试验药物与对照药品或安慰剂在外形、气味、包装、标签和其他特征上均应一致。试验用药品的使用记录应包括数量、装运、递送、接受、分配、应用后剩余药物的回收与销毁等方面的信息。试验用药品的使用由研究者负责，研究者必须保证所有试验用药品仅用于该临床试验的受试者，其剂量与用法应遵照试验方案，剩余的试验用药品退回申办者，上述过程需由专人负责并记录在案，试验用药品须有专人管理。研究者不得把试验用药品转交任何非临床试验参加者。试验用药品的供给、使用、储藏及剩余药物的处理过程应接受相关人员的检查。

《中华人民共和国药品管理法实施条例》第 25 条规定：医疗机构审核和调配处方的药剂人员必须是依法经资格认定的药学技术人员。

在医疗机构开展临床试验时既要遵循 GCP 的规定，同时也要遵循国家关于医疗机构管理的法律法规。临床试验药物的出入库、发放、剩余药物的回收与退还由专人负责，统一管理。

一、药品入库/出库管理

临床试验药品入库时，根据试验项目，登记药物编码、批号、有效期、接收数量、包装及是否有药检合格报告等信息，并经核对无误后完成入库。下载打印，相关人员签字确认。药品出入库电子信息系统的设计见图 5-16、图 5-17。

二、药品发放

临床试验用药品放置于专用药房，研究者按照方案开具处方，药房核对后，发放试验用药品。自动生成药品使用记录表，实时记录试验用药品的使用情况。药品使用记录电子信息系统的设计见图 5-18。

三、药物回收与退还

药房按处方发放试验药物，回收剩余试验药物，并返还药库。药库负责接受返还的剩余试验药物，退还申办者。下载打印，相关人员签字确认。药品返还药库及退还申办者电子信息系统设计见图 5-19、图 5-20。

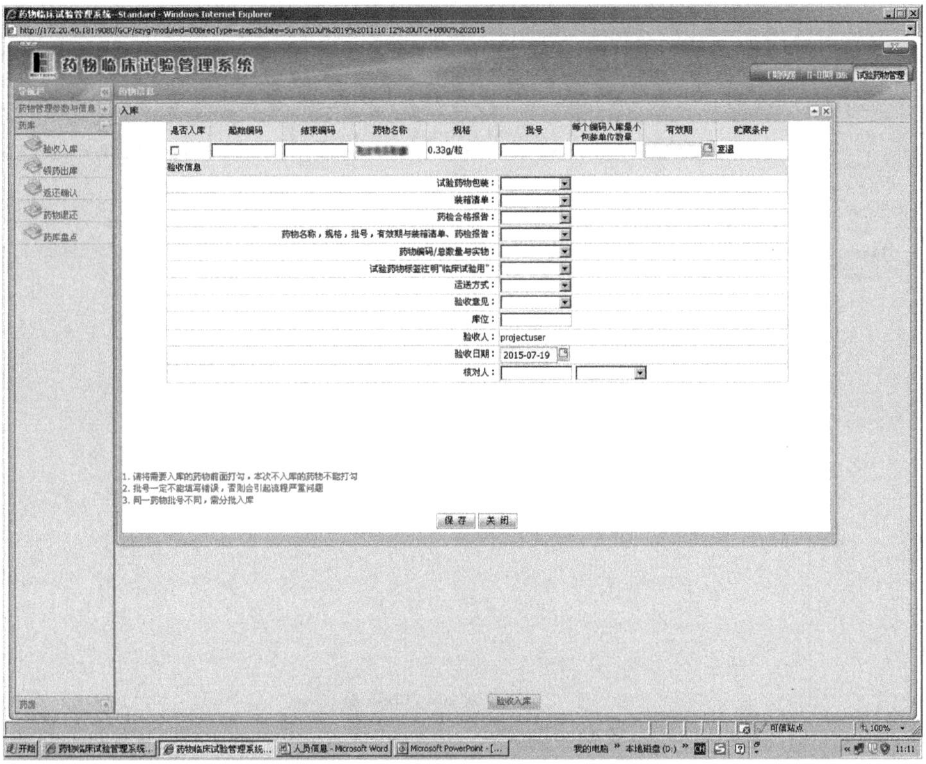

图 5-16　药品入库信息管理

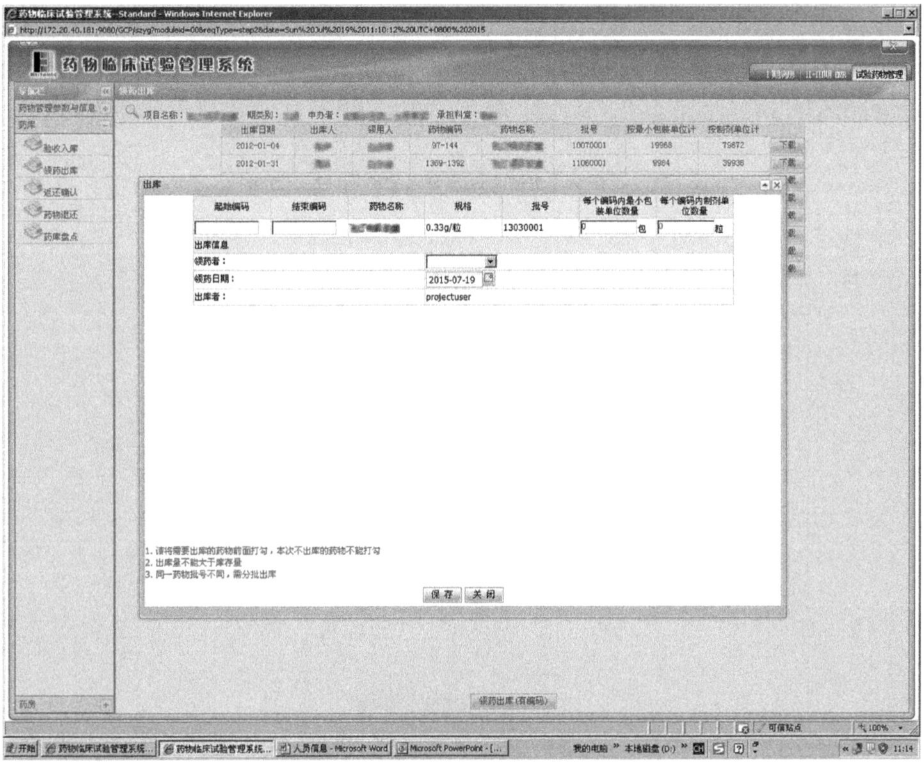

图 5-17　药品出库信息管理

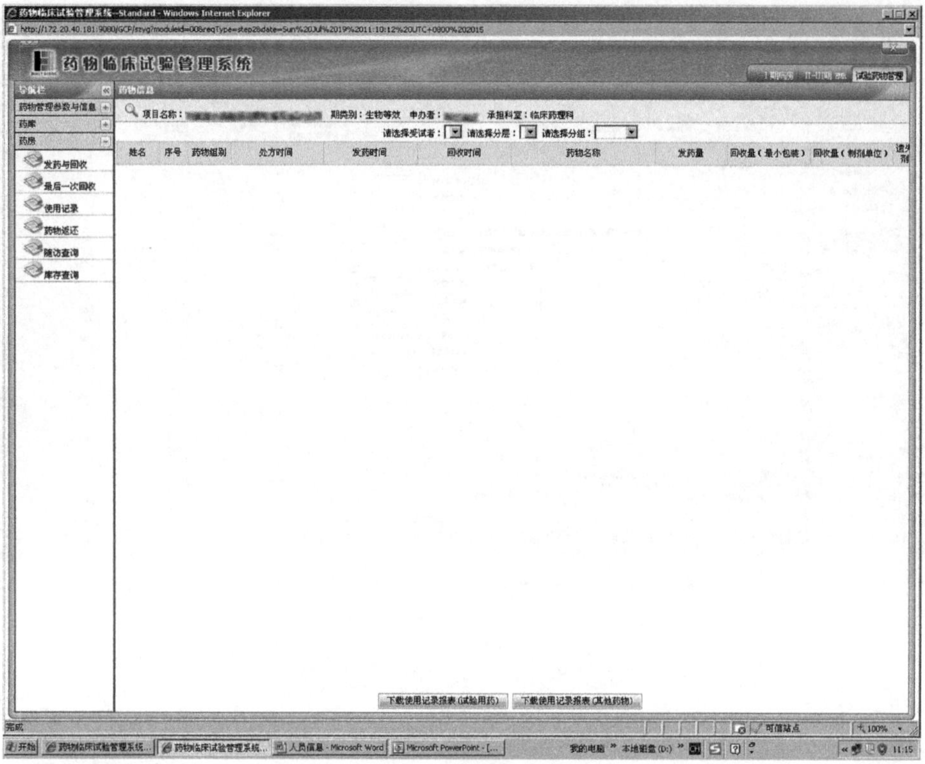

图 5-18　药品使用记录

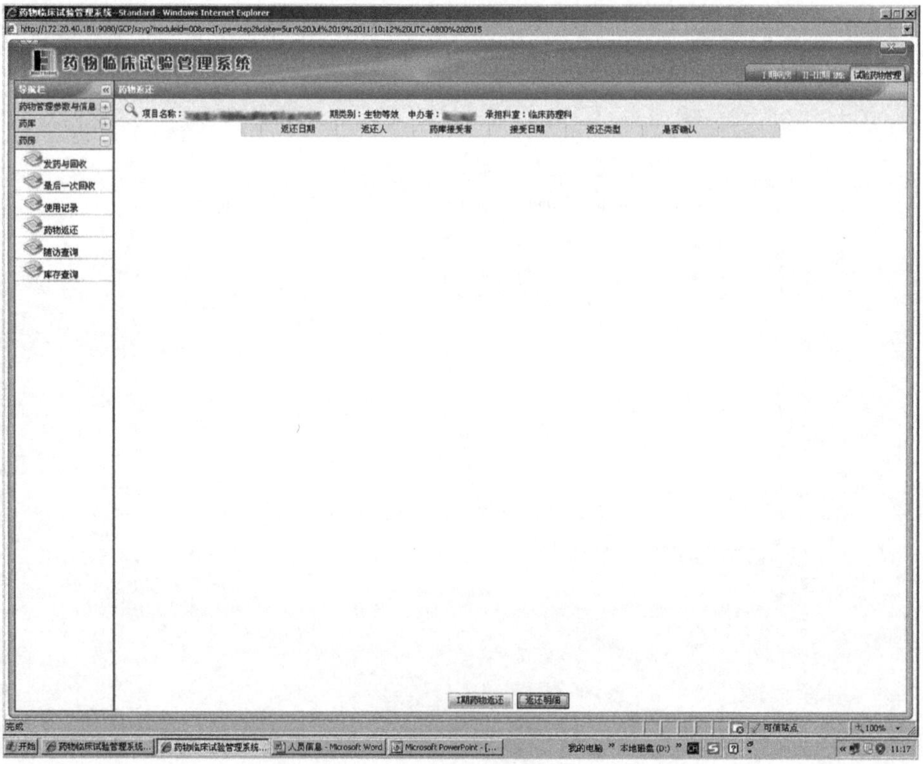

图 5-19　药品返还药库信息

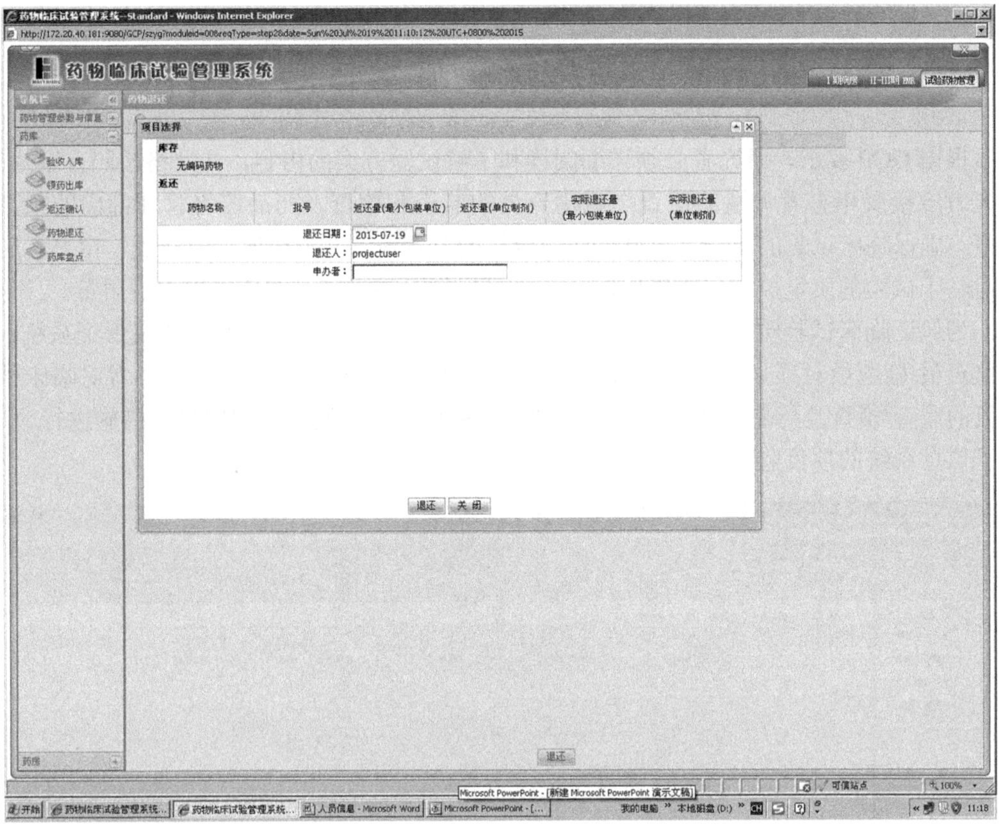

图 5-20　药品退还申办者信息

第五节 临床试验质量信息管理

根据 GCP 要求，研究者必须详细阅读和了解试验方案的内容，并严格按照方案执行。研究者应接受申办者派遣的监查员或稽查员的监查和稽查及药品监督管理部门的稽查和视察，确保临床试验的质量。申办者任命合格的监查员，并为研究者所接受。申办者应建立对临床试验的质量控制和质量保证系统，可组织对临床试验的稽查以保证质量。

为保证临床试验质量。申办者负责建立临床试验项目的质量控制与质量保证系统，派出监查员/稽查员对项目进行监查/稽查。研究者和研究机构都应该接受申办者对临床试验项目的监查/稽查及药品监督管理部门的稽查和视察，并对发现的问题采取措施进行改进。电子信息系统的项目监查记录设计见图 5-21。

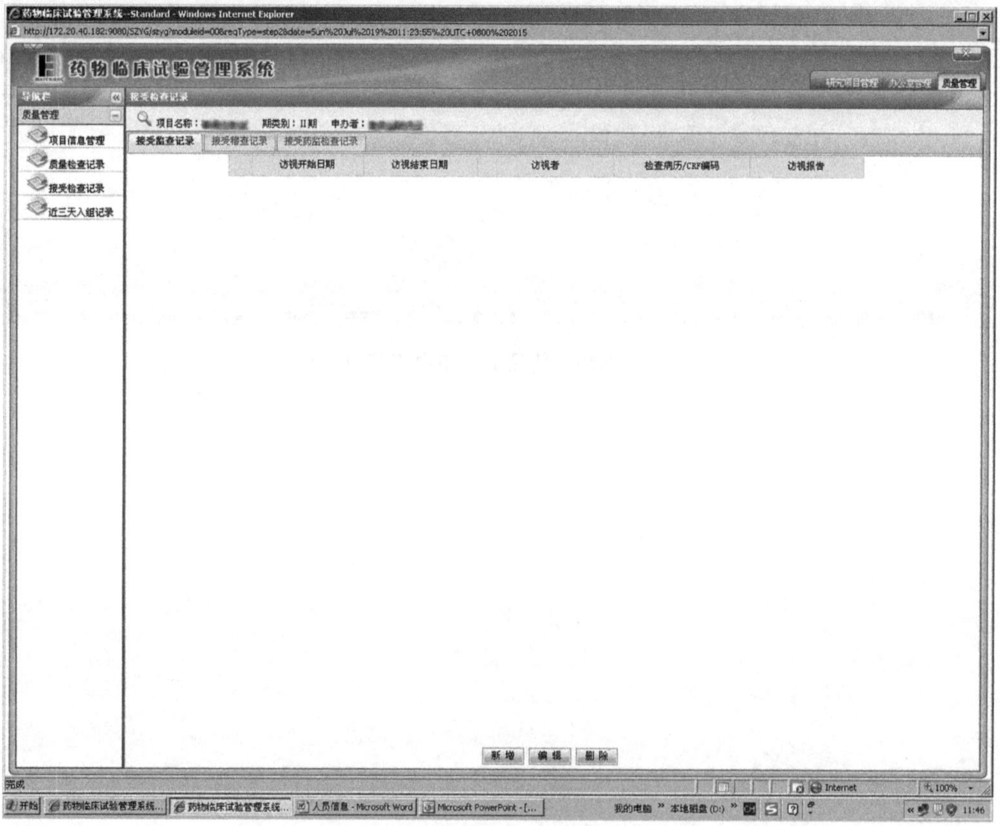

图 5-21 项目监查记录

药物临床试验机构承担着临床试验项目的实施和管理，在信息化管理中要保证项目实施过程遵循国家的法律法规，遵循试验方案及相关的制度与 SOP，确保临床试验的规范开展。总之，药物临床试验机构管理的信息化是发展的必然趋势，同时也是我国药物临床试验与国际接轨的重要途径。

（殷俊刚 邹 冲 刘 芳）

参 考 文 献

程龙. 2007. 中药、天然药物研发过程中立题依据、试验目的与临床试验设计的关系. 中国临床药理学与治疗学 12（1）：11-13

第 64 届世界医学大会. 2013. 全世界医学会赫尔辛基宣言

丁倩，曹彩. 2012. 我国药物临床试验信息化建设初探. 中国新药杂志，21（21）：722-727

樊朝美，王雪峰. 2000. 安慰剂在心血管病临床研究中的作用. 中华心血管病杂志，28（5）：396-398

国家食品药品监督管理局. 2003. 药物临床试验质量管理规范

国家食品药品监督管理局. 2004. 药物临床试验机构资格认定办法（试行）

国家食品药品监督管理局. 2005. 化学药物临床试验报告的结构与内容技术指导原则

国家食品药品监督管理局. 2005. 中药、天然药物临床试验报告的撰写原则

国家食品药品监督管理局. 2007. 药品注册管理办法

国家食品药品监督管理总局. 2015. 药物临床试验机构管理规定（征求意见稿）

国家食品药品监督管理总局. 2015. 药物临床试验数据现场核查要点

国家食品药品监督管理总局. 2015. 中药新药临床研究一般指导原则

国家食品药品监督管理总局. 2016. 药物临床试验数据核查工作程序（暂行）

国家食品药品监督管理总局. 2017. 关于鼓励药品医疗器械创新改革临床试验管理的相关政策（征求意见稿）

国家食品药品监督管理总局. 2017. 关于药物临床试验数据核查有关问题处理意见

国务院. 2016. 中华人民共和国药品管理法实施条例

黄傲，王雨萌，孙瑞华. 2015. 临床试验数据质量问题与改进措施. 中日友好医院学报，29（4）：224-227

蒋萌. 2013. 中医药临床研究实践. 南京：南京大学出版社

李河，李卫，杨学宁. 2012. 临床试验设计中样本含量的理解. 循证医学，12（6）：374-376

李晓彦，温泽淮，梁伟雄. 2013. 临床试验中病例报告表设计的原则与流程. 中药新药与临床药理，24（2）：206-209

刘芳，熊宁宁，蒋萌. 2004. 临床试验源文件与源数据的管理. 南京中医药大学， 20（1）：49-53

刘玉秀，姚晨，陈峰. 2000. 临床非劣效性/等效性评价的统计学方法. 中国临床药理学与治疗学，5（4）：344-349

裴小静. 2009. 对当前中药新药临床试验设计中试验目的的考虑. 中国临床药理学杂志，25（2）：174-176

孙瑞元，王雪融，李玉红. 1999. 新药临床研究的例数估算问题中国新药杂志，8（8）：559-561

唐健元，马莉，张磊. 2008. 浅谈溃疡性结肠炎中药新药临床设计的几个关键问题. 中药新药与临床药理，19（4）：321-324

万霞，杨红，刘建平. 2007. 临床试验中病例报告表的设计. 中医杂志，48（10）：885-887

王吉耀. 2010. 《柳叶刀》临床研究基本概念. 北京：人民卫生出版社

王怡兵，熊宁宁，卜擎燕. 2004. 临床试验数据采集与报告文件设计制作的技术规程. 中国临床药理学与

治疗学，9（5）：595-597
王映辉，焦拥政. 2005. 中医临床研究病例报告表设计及其相关问题分析. 中华中医药杂志，20（10）：620-623
吴静，白桦. 2014. 2013 版《赫尔辛基宣言》评述. 中国中西医结合杂志，34 （1）：127
熊宁宁，刘海涛，李昱. 2014. 涉及人的生物医学研究伦理审查指南. 北京：科学出版社
周海钧. 2001. 药品注册的国际技术要求第 1 版（临床部分）. 北京：人民卫生出版社
卓宏. 2005. 新药临床试验的目的和设计中国临床药理学杂志，21（6）：478-481
Clinical Data Interchange Standards Consortium. 2011. Clinical Data Acquisition Standards Harmonization
CNAS. 2006. CNAS-CL01：2006《检测和校准实验室能力认可准则》
CNAS. 2006. CNAS-GL01：2006《实验室认可指南》
CNAS. 2010. CNAS-RL02：2010《能力验证规则》
CNAS. 2011. CNAS-RL01：2011《实验室认可规则》
CNAS. 2013. CNAS-CL02：2012《医学实验室质量和能力认可准则》
EFGCP Audit Working Party. 2003. The handling of Case Report Form （CRF）at an investigational site 2003
FDA. 2003. Guidance for Industry：Part 11，Electronic Records，Electronic Signatures - Scope and Application
Society for Clinical Data Management，Inc. 2003. Good Clinical Data Management Practices